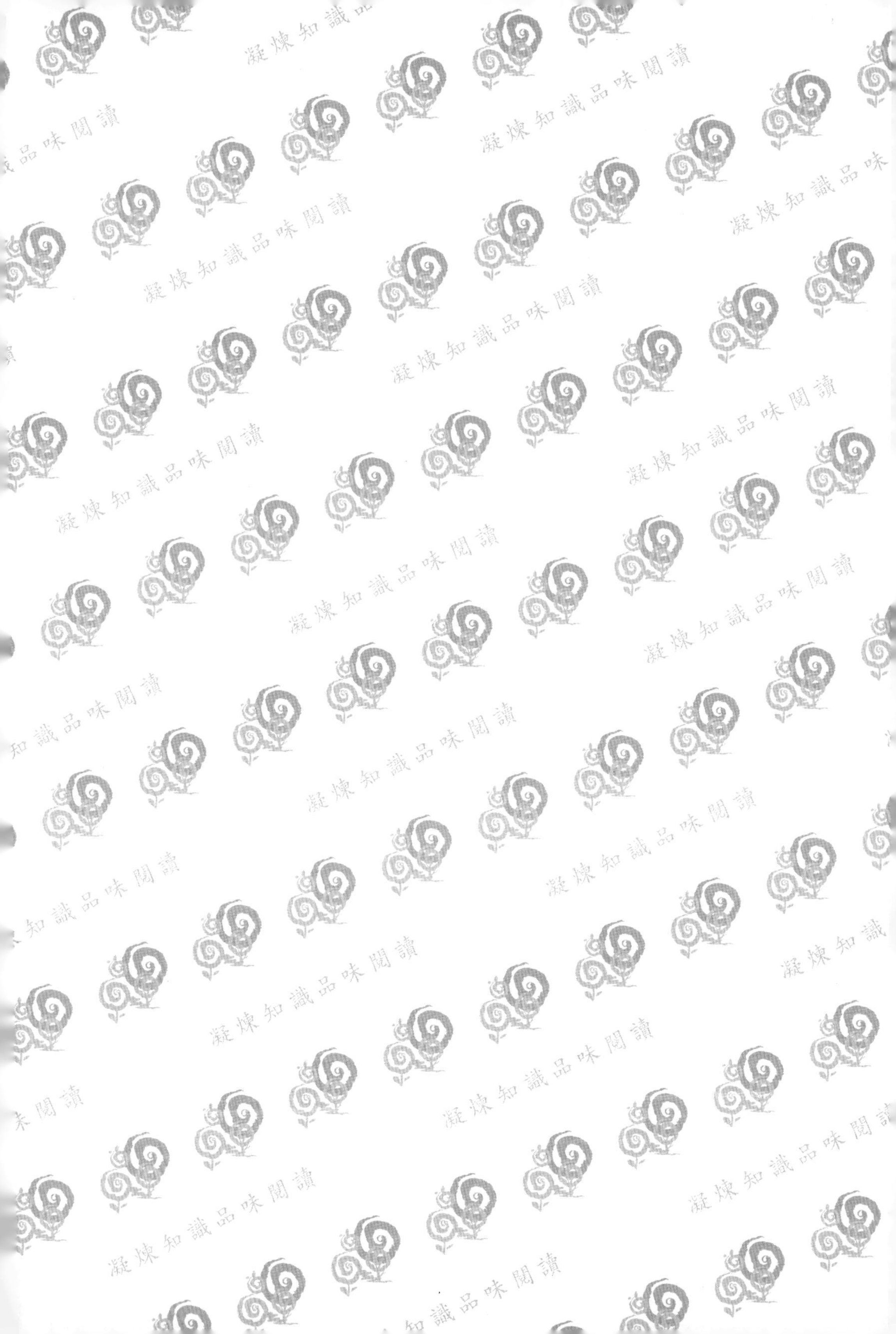
凝煉知識品味閱讀

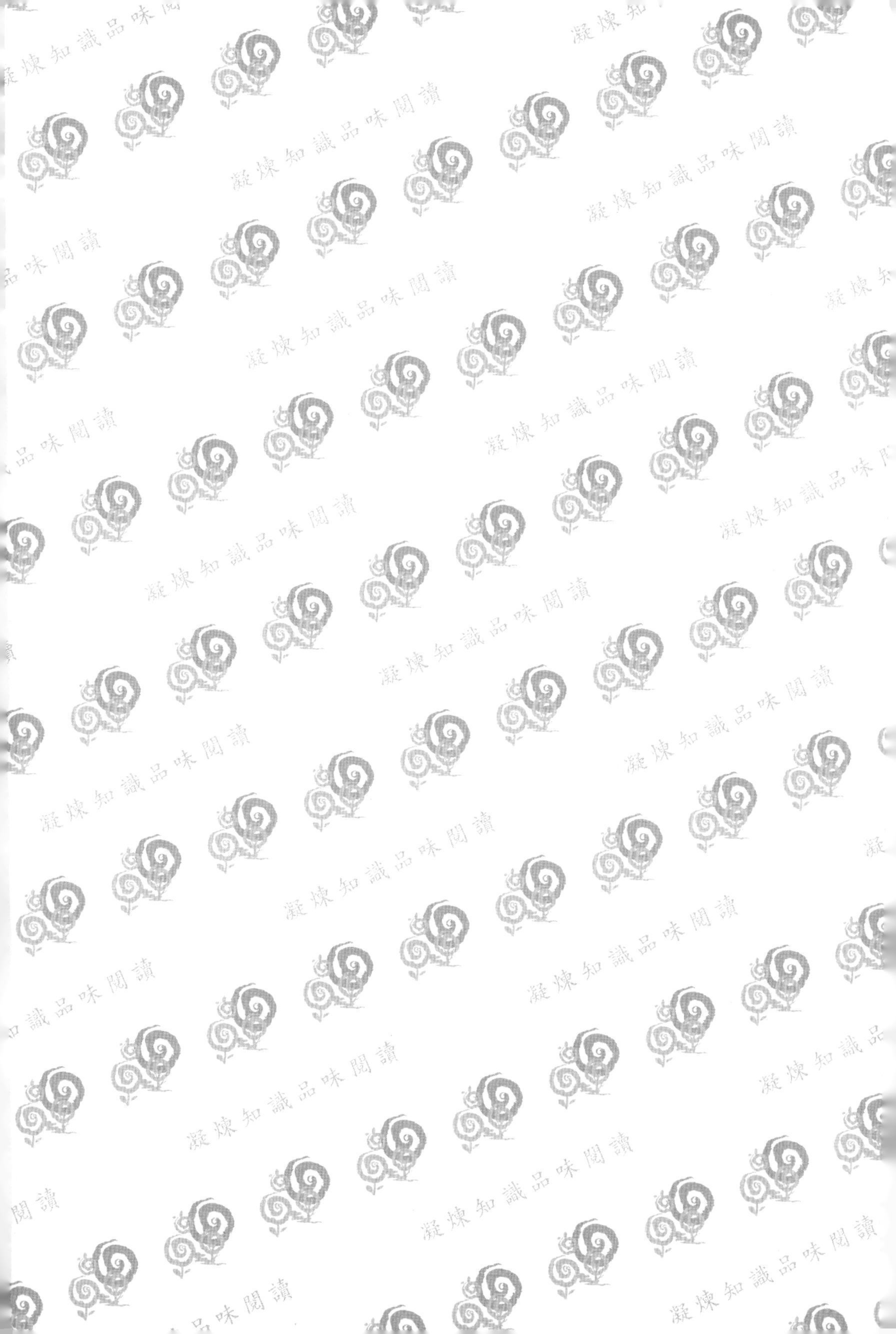
凝煉知識品味閱讀

健康心理學

游　恆　山　譯

五南圖書出版公司 印行

Health Psychology

Anthony J. Curtis

前　言

高水準的課程內容

這本教科書主要是溯源於 NEAB 和 OCR 教學大綱的健康心理學章節。此外，我也尋求這個領域許多資深教授和專業人士的建議。

對 NEAB 而言有關的特定領域

健康心理學在這個教學大綱中被良好鋪陳，而這本教科書主要是依據這個進度表而設計。這裡的主題包括健康與疾病、疾病的心理層面、生活風格與健康、壓力與疾病、以及因應和壓力管理（coping and stress management）。所有這些都會在本書中論述，特別是把重點放在運用心理學理論於健康心理學的實施上，以便學生能夠看出這些理論、模式和健康心理學研究對於日常健康行為的關聯。

對 OCR 而言有關的特定領域

健康心理學在這方面相對上較為狹窄，雖然它捕捉了上述的許多主題及／或有關的對應事項，包括健康導向的人際技巧（例如，GP—病人溝通）、對醫囑的聽從、衛生保健、疼痛與疼痛管理、壓力、生活風格和行為，以及藥物使用／濫用。

與大學部學生的關聯

健康心理學在大學的教學課程中已成為顯學之一。這本書所呈現的各種理論、概念和研究也將特別適合於大學部學生，因為這個領域是根據專門性（speciality）來區別，而不是根據概念難度。

謝　忱

首先，我要真誠感謝 Cara Flanagan 和 Kevin Silber，為了他們在這本書的編寫過程所提供的支持、鼓勵和幽默。他們對於這項工作的參與和奉獻特別具有激勵性。我也要感謝在 Routledge 的 Moira Taylor 和 Alison Dixon，為了他們在整個起草、編輯和製作等階段所提供的意見、支持和鼓舞。他們的專業、耐心和廣泛協助是促成這本書最後付諸發行的最重要功臣。另外，我也要感謝 Paul Humphreys, Phil Banyard 和 Dave Clarke，為了他們在「研究論文的幫手」這一章所提供的評論、見解和援助。當然也要感謝 Marian Pitts 教授和 Karen Legge 醫學博士，他們提供了有益和有建設性的檢閱。

我還要感謝我在 Bath Spa 大學的同事和學生們，他們在這本書的編寫過程提供了很大的支持和鼓勵。最後，我要感謝我的家人，為了他們永不間歇的支持和鼓舞。

Anthony J. Curtis 和 Routledge 感謝 OCR（Oxford, Cambridge and RSA examinations），為了他們允許使用他們的測驗題庫。本書涵蓋的若干樣例和解答是採自 OCR 過去的試題，OCR 對此不負有責任。

我們已盡最大努力探查著作權所有人，且取得他們的同意而複製若干圖解和表格。如果有任何疏漏之處，我們將會在下一版加以糾正。

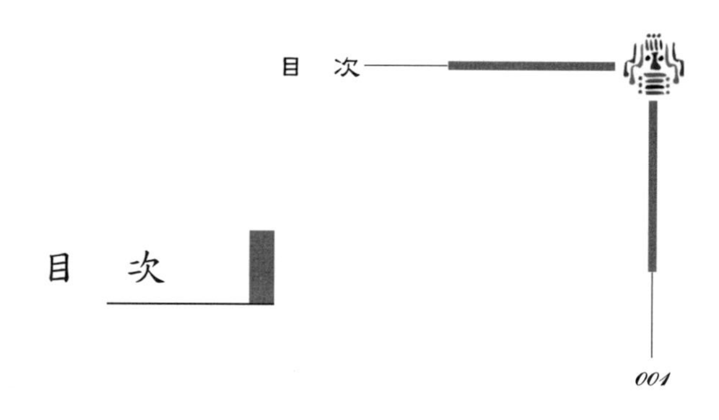

目　次

圖表目次

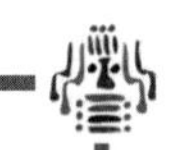

第一章

健康心理學導論

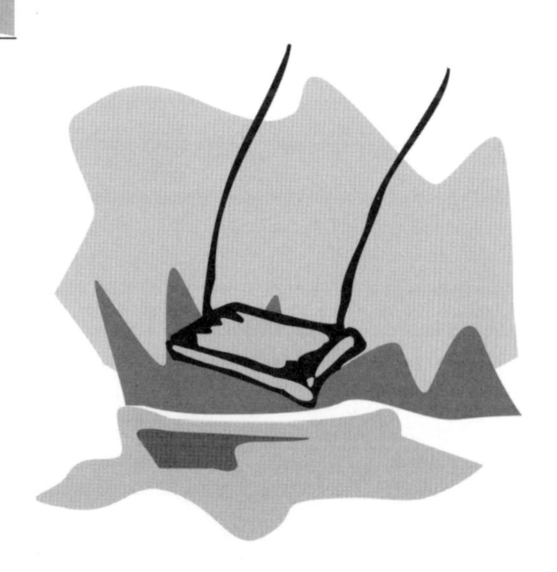

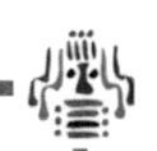

歡迎來到健康心理學這個迷人的領域！這本書是針對於組成健康心理學的幾個領域提供洞察力。你可能是一位學生、護士或健康領域的其他從業人員，或你可能僅是尋求認識更多關於你的健康的事情，以及認識心理學在理解健康狀態和身體狀況上可能扮演的角色。我希望這本書能夠吸引你的興趣，而且符合你的需求。

一、界定健康心理學

在嘗試界定「健康心理學」（health psychology）方面，個人必須首先試著界定「健康」這個概念的意義。健康最常被引用的定義是由「世界衛生組織」（*WHO, 1946*）的章程所提供：

健康是整個身體、心理和社會的幸福狀態，而不僅是不存在著疾病或虛弱。

Downie 等人（*1996*）認為這個定義具有積極和消極兩種屬性。在定義的第一個部分，他們表示健康是從積極角度被看待（也就是「存在」著正面特性：幸福）。在定義的第二個部分，健康被視為（從消極的角度）涉及「不存在」著疾病或虛弱（它們本身在內涵上是負面的）。整體而言，這個定義意味著真正的健康包含兩者，一是不良健康（例如，疾病、傷害、不適）的預防，另一是積極健康的提升，但是後者通常被忽略了。

Banyard（*1996*）曾經批評上述的定義。他是基於這樣的立場：「整個身體、心理和社會的幸福狀態」在現實生活中非常難以達成，而且該定義忽略了可能促成這種狀態的廣泛社會、政治和經濟的因素。它進一步暗指著，當人們沒有充分發揮潛在能力時，他們也是不健康的！

二、健康與疾病的歷史透視

從十七世紀直到二十世紀初期，西方社會的大部分人們認為不良健康（ill-health）只是「剛好發生在某個人身上」的事情，而人們在防禦方面幾乎是束手無措。他們還認為，一旦生病了，人們只能期待求助於醫療，希望能夠康復。不幸的，醫術或藥劑不總是能夠幫助他們。事實上，在這段期間，死亡的主因是急性（acute，也就是突然發作）傳染病，諸如流行性感冒、肺炎和結核病。一旦罹患或感染了，這樣疾病的持續期間相對上短暫：個人要不是死亡，要不就是在幾個星期內康復。人們也覺得自己對於罹患這些疾病不負有責任，因為他們相信那是不可能迴避的。有些人甚至相信他們的疾病是神靈的附身或邪惡力量的作祟。

今日，疾病和不適的主要原因相當不同。它們是慢性的（chronic，也就是緩慢發作，長期的）生活疾病（diseases of living），特別是心臟病、癌症和糖尿病（diabetes）。這些疾病是身體行動不便和死亡的主要促成因素，且經常無法被「治癒」（不像傳統的傳染病），而是必須經由病人和醫生加以處置。這種身體不適、疾病和死亡的原因（及後果）方面的戲劇性轉換，不僅反映了我們對醫學的漸進理解，也反映了我們需要新的處置方法。此外，隨著疾病的型態在時間上的改變，我們對新的健康模式的需求也改變了。

一般的觀點是，隨著醫學科技和醫療介入的快速發展，像是結核病、痲疹和水痘等傳染病已戲劇性降低下來，這顯然是化學治療和疫苗接種的引入所造成。同樣的，抗生素的使用被認為造成了肺炎和流行性感冒的傳染範圍和流行率的顯著下降。因此，特定的病原體（pathogen，致病的有機體，如病菌、病毒）與身體疾病之間顯然存在著清楚的關係。這正是生物醫學的模式（biomedical model）所持有的觀點，它支配著近期以來的醫學和健康心理學。

三、生物醫學的模式

生物醫學的模式（或者，也被稱為醫療模式）採取的觀點是，疾病存在有已知和可知的身體起因。更具體而言，病菌、基因和化學物質可能都以不同方式促成了疾病的起因。後繼的治療通常也是基於身體方面的介入（例如，藥物、手術等等）。這種途徑的根源可以追溯到十七世紀和笛卡耳的二元論（Cartesian dualism），當時西方科學在心靈與身體之間作了清楚的區分。著名的法國哲學家笛卡耳（René Descartes）提議，心靈與肉體是分開的實體，就像是鬼魂與生物機器（biological machine）一樣。自笛卡耳之後，許多不同版本的二元論尋求解釋心靈與肉體之間的關係，有些視其中一方影響了另一方，反之亦然。根據笛卡耳的說法，靈魂是座落於腦部的松果體，他還認為動物並不擁有這樣的靈魂。然而，現代西方醫學不再是二元論者，反而是堅固地築基於一元論（唯物論）的哲學。

一方面是視心靈與肉體為相同系統的一部分，另一方面是視它們為兩個分離的系統。歷史上，哲學家們就在這兩個觀念之間游移不定。希臘人發展出一種疾病的體液理論（humoral theory），它最先是由 Hippocrates（西方醫學之父）在紀元前四世紀所提出，然後在五百年後由 Galen 加以擴展。根據這個理論，疾病的發生是因為身體所製造的四種體液（血液、黑膽汁、黃膽汁和黏液）之間失去了平衡。治療方式則涉及恢復體液之間的這種平衡；此外，任何一種體液的優勢都與特定的體質（如膽汁質、憂鬱質、黏液質、多血質）連結起來。這裡重要的觀念是，疾病狀態與身體因素有關聯（也就是後來的醫療模式），雖然這些因素也可能影響心靈（也就是後來的生物心理社會模式——biopsychosocial model）。中世紀（即大致上自五世紀到十五世紀）似乎又搖擺到對疾病的心靈解釋（例如，神秘主義和鬼神論支配著疾病的概念），而這被視為是上帝對惡行的懲罰。治癒或解除的方式是透過折磨肉體以驅逐惡靈。幸好，認罪懺悔、苦行和善行（功德）逐漸取代了這樣的「治療」！即使在今天，心靈與身體之間，以及宗教與治療之間的關聯仍然非常密切。

◎生物醫學模式的評鑑

- 這個模式被批評為在取向上是一種化約主義（例如，它把疾病的解釋化約為涉及病菌、基因及／或化學物質的解釋，卻忽略了廣泛的社會因素和經濟因素可能也負有責任）。整體觀（holistic）醫學的主要特徵之一是考慮接受治療的整個人（the whole person），而不僅是他們身體的患病部分。
- 關於生物醫學的模式，另一項批評是它通常假定疾病是身體原因所致。然而，上述的許多「現代」疾患（例如，心臟病、癌症、糖尿病等等）被認為是「多重因素」的疾患；這也就是說，它們有許多潛在的起因，這些起因通常還會彼此交互作用。例如，心臟病可能是遺傳因素、飲食和生活風格／行為因素等的產物，每種因素都在疾病易染性、疾病管理和治療成功率上扮演了部分角色。我們終於認識到，人類不單純是在社會和經濟的真空中運作的機器；反而，我們是有動力的個體，擁有許多思想、感受和情緒。至於這些在什麼範圍內僅是大腦的活動，這是一個仍然熱烈辯論的問題。
- 最後，生物醫學的模式被批評為過度強調「身體」，卻犧牲了「心靈」作為代價——依據上述的區分。這裡的問題是，有越來越多的大量研究證據（實際上，也是根據我們自己在健康與疾病方面的經驗）指出，我們的心靈影響我們的身體，反之亦然。我們經常在報紙上讀到癌症病人的「意志」（will）在控制癌症上的效用。研究也已顯示認知—行為治療法（cognitive-behaviour therapy）在處理全部範圍的疾患上的積極角色。雖然連接心靈與身體的機制尚未被充分

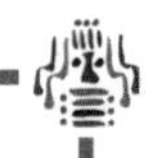

理解，許多健康專家完全相信這樣環結的存在；此外，缺乏足夠證據不應該被視為是沒有證據。

四、生物心理社會的模式

自 1970 年代以來，許多醫生、心理學家和醫學社會學家都強烈質疑醫療模式在解釋健康與疾病上的有效性。生物心理社會的模式（bio-psychosocial model）（參考圖 1-1）是建立在系統取向上。在這個天平的一邊，如 Banyard（*1996*）所指出的，我們存在於一個生態系統之內，它包括我們所居住的星球、我們所發展出的生命，以及我們所歸屬的物種。在天平的另一邊，我們是由宇宙的基本單位（分子、原子等等）所構成。這裡，現象的解釋不存在單一的起因。反而，許多因素在不同水平上彼此影響。

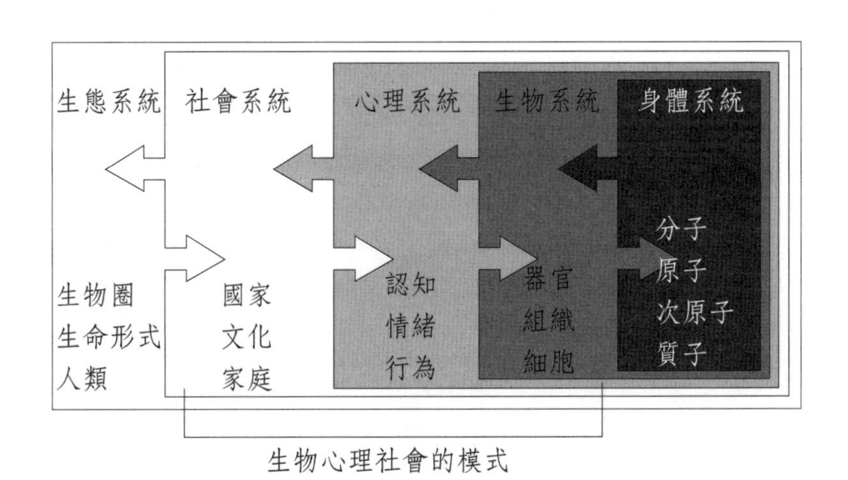

圖 1-1　生物心理社會的模式

資料來源：Originally titled 'Systems' in P. Banyard（1996, p. 6）with permission from Hodder & Stoughton Educational.

在應用這個模式於健康心理學上，我們需要做的是辨識可能影響我們健康的這些附加和更廣泛的因素。Engel（*1977*）提出了一個健康的生物心理社會模式，他認為一個人的健康是生物（也就是生物醫學）、心理和社會因素交互作用的結果。換句話說，生物因素（例如，病毒、細菌和傷害）與心理因素（例如，態度、信念、行為）和社會因素（例如，階級、職業、種族）交互作用而決定了個人的健康（參考第二章）。同樣的，心理治療介入在疼痛（第四章）、癌症、冠心病（CHD）和 HIV/AIDS（第六章）的處置上被證實有效；當然也包括壓力管理（第八章）。

練習題

回想一下你上次感到不適或生病的情形。你是否想起任何可能促成這種情形的生物、心理和社會因素。利用這三個分類把它們列在表格上：

生物因素	心理因素	社會因素

㈠社會和環境的因素

我們現在已擴寬健康與疾病的主題，進而考慮到影響我們健康狀況的其他因素。Thomas Mokeown（*1979*）在他的《醫學的角色》（*The Role of Medicine*）這本書中也支持「社會和環境的因素影響我們的健康」的觀點。Mckeown 檢視從十七世紀以來醫學對於健康的衝擊，他發現相當令人訝異的是，像是結核病、肺炎和流行性感冒等傳染病流行率的降低事實上在醫療介入的開發之前就已經展開。更進一步，他表示因為社會和環境因素的改善，這些流行率的降低是無論如何都會發生。他這樣陳述：

> 從一萬年前的第一次農業革命時期開始，導致傳染病猖獗的主要影響力是食物不足、環境危害和過多的人口。然後從現代化

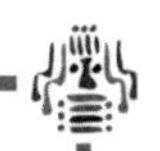

的農業和工業革命時期開始，這些傳染病已大為降低下來，如所預料的，這主要是出於營養的改良、較佳的衛生條件和避孕。

（*Mckeown, 1979, p. 17, cited in Ogden, 1996, p. 12*）

因此，關於十九世紀的健康改善情形，我們不可能辨別這究竟是出於醫療、社會和經濟的因素，或者是（很有可能）所有這些因素共同起作用。對於健康心理學家而言，他們今日所面對的挑戰是如何利用這些洞察力以協助應付我們健康的當前威脅：「生活的困擾。」隨著平均壽命在今日的提升，人們的工作習慣和有關之健康的生活風格也發生顯著的變動。目前的觀點是，健康是我們所有人都擁有之受重視而有價值的資源，透過審慎的管理和有益健康的行為，我們都可以更為長久地享受生命中的美好事物。

㈡新的健康模式

作為一種解決這些問題的方式，也是在於視健康為相對的概念，而不是絕對的概念，Downie 等人（*1996*）提出一個新的健康模式，如圖 1-2 所顯示。在考慮積極健康的範疇上，Downie 等人（*1996*）採用「真實幸福」的概念，而不是主觀的幸福，因為後者可能是欺瞞性的，源自整體而言對個體的生活運作有害的影響力（例如，毒品引起的欣快感——euphoria），或是對一般社會有害的影響力。反而，Downie認為真實幸福反映了個人被授權享有「美好生活」的過程。例如，個人擁有朋友、物質需求的滿足、對自己生活有控制感、有能力選擇自己想要做些什麼或成為什麼、有能力發揮自己的才幹，以及有發展和表現這些才幹的自主性。所有這些特性的作用就組成了我們的真實幸福。

Downie 等人表示，積極健康也包括「身強體健」（fitness）的概念。這個概念是針對於健康的身體屬性，可以被摘要為四個「S」：力氣（Strength）、耐力（Stamina）、柔軟度（Suppleness）、技能（Skills）。這些特性使得我們能夠履行每天例行的工作——不用受累於過早的身體不適（例如，肌肉酸痛）——或執行高度特殊化的任務或作業。身強體健在這裡被視為是達到目的（也就是積極健康）的手段，而它本身並不是目的，雖然情況不一定都是如此。再者，身強體健的感受可能不必然導致幸福的感受。這個領域將會在第七章作更詳盡的論述。

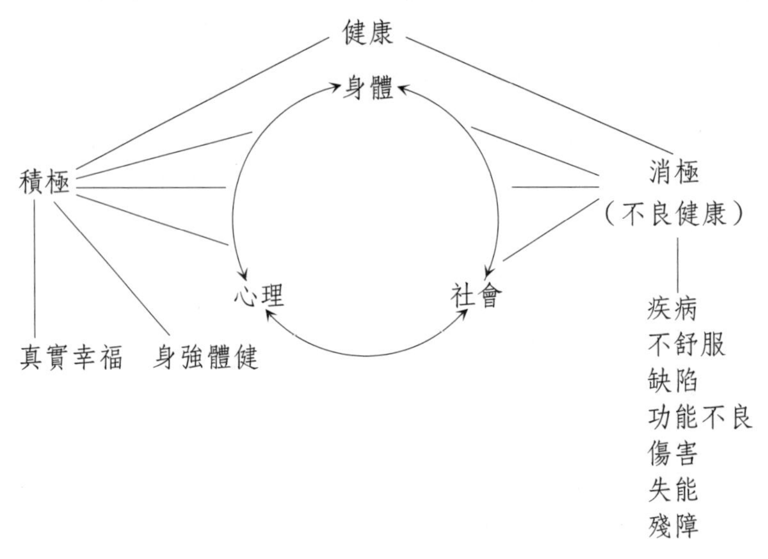

圖 1-2　新的健康模式

資料來源：Originally titled 'A Model of Health' in Downie et al.（1996, p. 24）*Health Promotion: Models and Values* by permission of Oxford University Press.

總而言之，新的健康模式的主要概念是擴展WHO（*1946*）的健康定義，而且調整積極與消極健康之間的不平衡。為了達成這點，這需要促進積極健康，並利用健康提升（health promotion）作為手段以達成身體、心理和社會的積極健康的均衡增進，再配合身體、心理和社會的不良健康（ill-health）的預防。

◎新的健康模式的評鑑

這個模式容納了健康的積極和消極的維度，每個維度與來自上述

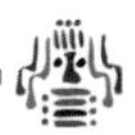

WHO（*1946*）定義的身體、心理和社會的要素互相連接起來。這個模式也強調，我們健康的這些要素通常密切結合在一起。例如，如果我們受擾於身體疾病，這經常也伴隨著較低水準的幸福感。

在上述模式的消極（不良健康）層面上，或許有些爭議性，但 Downie 等人（*1996*）囊括了廣泛的不正常樣例，表明在諸如身體異常狀況（例如，疾病、缺陷）及／或不想要狀況（例如，皮膚紅疹）及／或失能狀況（例如，肢體傷殘）。這些可能不必然與不良健康有直接關聯。Downie 等人也表示，積極和消極的健康具有互相連接的身體、心理和社會要素，雖然這些領域之間的真正關係仍然不清楚。

五、心理學與健康

關於心理學在我們健康的預防、管理和增進上的角色，它已興起而成為二十世紀最令人鼓舞而具挑戰性的任務之一。美國心理學會（APA）在 1978 年設立健康心理學（Health Psychology）為「第三十八部門」（Division 38）。較近期，健康心理學在英國心理學會（BPS）也被授予「部門」的地位，這反映了應用心理學上的洞察力於健康和健康照顧結果上漸增的需求和價值（*Matarazzo, 1994*）。

在過去十年內，健康心理學已促成了這幾方面的貢獻：⑴檢定可能影響個人身體健康的特有行為和生活風格；⑵疾病的預防和處置；⑶確認與不良健康有關的風險因素；⑷透過檢定良好習俗和塑造關於人們健康的輿論以改善健康照顧系統。

許多專業人員應用心理學原理於健康領域，這也已促成了一系列良好而有效的結果，包括高血壓（high blood pressure）的降低和膽固醇（cholcsterol）的控制。此外，它還包含壓力的管理、疼痛的緩和、吸菸的減少和戒除，以及其他有風險行為（例如，酒精攝取）的節制。在健康提升的領域中，健康心理學家已涉及鼓勵有規律的運動、健康檢查和口腔檢查，以及實行「較安全」的行為（例如，經由鼓勵「安全的性行為」）。

如在下面的圖 1-3 所顯示的，健康心理學與其他許多健康相關的領域和學科有重疊之處。我們可以看到，健康心理學與其他許多領域和學科共同合作，以預防不良健康並促進健康及幸福。

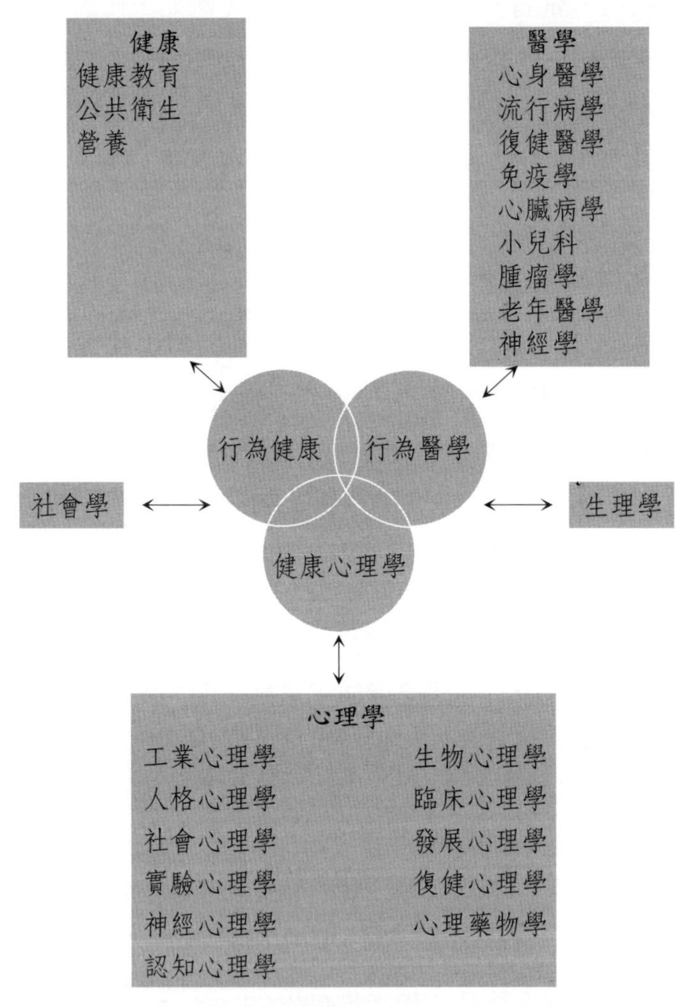

圖 1-3　健康心理學與其他健康相關領域的關係

資料來源：From *Health Psychology: An Introduction to Behavior and Health*, 3/e, 3rd edition, by L. Brannon and J. Feist.

六、行為矯正的模式

在我們檢視健康心理學上行為矯正的某些主要模式之前，我們有必要考慮一下僅是在描述某些事物（例如，歷程）「可能」如何起作用的模式，而不是在解釋某些事物「實際上」究竟如何起作用的模式。換句話說，這樣的模式是在對什麼因素（它們自己或結合起來）預測了行為變化作最佳的推測。它們本身不是理解人類行為和經驗的解決之道。反而，這樣模式提供了我們一扇窗口，以便引見可能在其中運作的那些因素。再者，這樣模式可以因此被用來預測行為變化，或是用來設計有效的健康介入策略。

大部分健康心理學上行為矯正的模式也被稱為「社會—認知模式」（Social -cognitive models），因為如它們的名稱所示意的，它們的焦點是放在行為改變的社會背景（例如，情境的線索）和認知歷程上（例如，知覺、記憶）。行為改變的可能性就是決定於社會因素與認知因素的交互作用。

從是否描述了我們行為的動機／情緒層面及／或行為層面的角度來看，這些模式也各有所別。有些模式也認定，我們在改變自己行為上可能存在著不同階段。如我們已經看到，行為矯正模式可能變得相當複雜，需要考慮許多不同的變項。我們建議你參閱本章末尾所列的「進一步讀物」，它們包含對每個模式的詳盡描述。就本章的目的而言，我將論述最為知名和最近期的行為改變認知模式，即健康信念模式（health belief model，簡稱 HBM）（*Rosenstock, 1966*），並拿它與行動維持模式（或行為改變的階段模式）（*Prochaska & DiClemente, 1982*）作個對照。這是為了顯示每個模式如何集中在行為改變的不同特點上。

㈠健康信念模式（HBM）

健康信念模式最先是由Rosenstock（*1966*）所提出，並由Becker及其同事們在整個1970和1980年代作進一步發展，以預測防範性的健康行為，以及預測急性和慢性病患對於接受治療的反應（*Ogden, 1996*），如圖1-4所作的圖解。

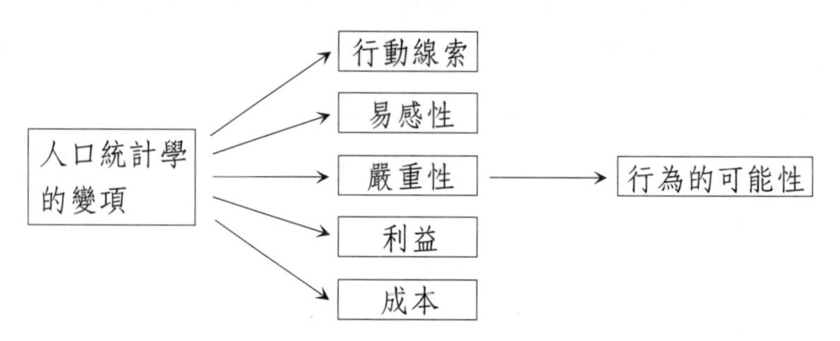

圖1-4　健康信念模式的基本原理

資料來源：J. Ogden（1996, p. 21）with permission from Open University Press.

這個模式顯示，個人將會從事特定的健康行為（例如，戒菸）的可能性將是決定於：

- 知覺的內部線索（例如，氣喘）及／或外部線索（例如，關於吸菸害處的傳單）。
- 知覺的易感性（例如，如果我繼續吸菸的話，我罹患肺癌的機率很高）。
- 知覺的嚴重性（肺癌是致命的疾病）。
- 知覺的利益（如果我不再吸菸，我將有較多金錢花費在其他事物上）。
- 知覺的成本（戒煙將會使我暴躁易怒）。

這些核心信念共同發揮作用以決定我們採取行動的可能性。需要注意的是，知覺在這裡扮演關鍵的角色；因此，我們在從事這些評估上可能不夠客觀。

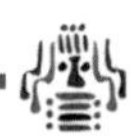

◎健康信念模式的評鑑

- 雖然HBM被有效地用來預測（例如）婦女的癌症檢查行為（*Murray & McMillan, 1993*），但是有關的研究發現卻不太一致。例如，有些研究指出，健康行為較是與低易感性（susceptibility）有強烈關聯（例如，採取運動以減低心臟病的風險），而不是如這個模式所預測的與高易感性有較強烈關聯。
- 這個模式似乎忽略了影響我們健康的社會和環境的因素（如本章稍前的討論）。
- 就像其他模式，這個模式假定人們以理性方式處理訊息和行為。但是許多證據顯示，情況未必如此。人們只是在事件之後（！）理性化，卻不是行為改變的理性動物。
- 較近期的模式已發現行為改變較強烈的指標，諸如結果預期（outcome expectancies）（我成功的機會有多大）和自我效能（self-efficacy）（自覺的信心，認定自己能夠達成特定的行為改變）。
- 無論如何，這個模式已提供了一個有用的運作模式，以便後繼較為精進的模式據以建立起來。它也激發了大量針對行為改變的有價值研究。

㈡行為改變的階段模式

這個模式有時候被稱為「行為改變的超理論模式」，因為它綜合了十八種不同的處置方式，以便理解人們在促成和維持行為改變上所通過（經歷）的變化。這裡的重點是，人們在改變自己的健康行為上通過五個不同階段（參考圖1-5）。

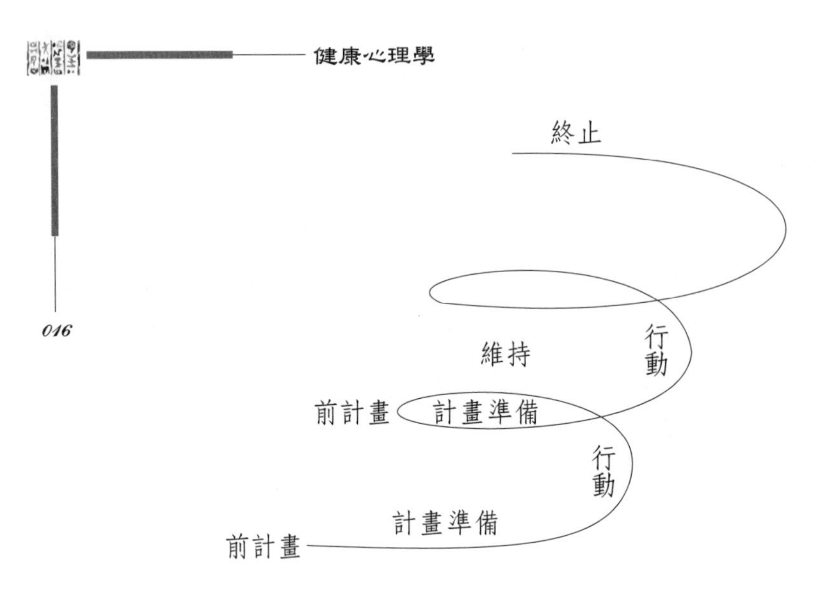

圖 1-5　行爲改變的階段模式

資料來源：Originally titled 'The spiral model of change proposed by Prochaska et al.' Prochaska et al. Copyright © 1992 by the American Psychological Association. Reprinted with permission.

階段 1：前計畫（沒有存心作任何改變）

階段 2：計畫（考慮改變）

階段 3：準備（採取少許改變）

階段 4：行動（積極從事新的行為）

階段 5：維持（長時間保持改變）

我們可以在這個螺旋形階段的任何之處展開計畫（取決於我們所改變的是什麼行為），我們甚至可以在某些改變期間返回先前的階段（例如，個人在達到維持階段後可能暫時悄悄退回計畫階段）。

◎行為改變的階段模式的評鑑

- 這個模式已成功地應用於許多與健康有關的行為，包括戒菸、減少酒精攝取、運動和癌症檢查行為（例如，*DiClemente et al., 1991; Marcus et al., 1992*）。
- 這個模式要比 HBM 模式更邁進一步，因為它指出涉及行為改變的

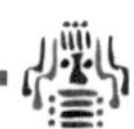

「時間推移」（the passage of time）的重要性，且容許人們在每個階段集中注意力於不同的酬賞和成本。

- 行為改變的階段模式是一個動態的模式，它把行為健康目標與人們在嘗試達成長期的行為變化上所通過的階段和歷程連結起來。這在處置（例如）成癮行為（例如，吸菸、飲酒等等）上特別是如此，因為這個模式容許針對這些階段設計特定的治療介入。
- 然而，我們可能難以辨識某個人正處於哪個特定階段。在審閱相關的文獻後，Prochaska 等人（*1992*）發現，只有 10～15%的吸菸成癮者是準備行動。大多數人是處於前計畫和計畫的階段。顯然，對那些最具有風險的人們而言，有問題的健康行為卻不被他們視為是問題！

㈢模式的比較

Pitts & Phillips（*1998*）表示，我們顯然還需要更進一步的實徵研究來檢驗這些和其他模式，以便預防性健康行為的決定因素可以被鑑定出來。此外，健康介入可以因此被設計來配合特定類型的健康狀況，以便當事人的態度、信念和行為因為這樣的啟動而改變。我們對於疾病的起因和「有健康風險」的行為似乎有較多認識，相對之下對於預防性的健康行為所知不多，而健康心理學就是繼續把目標放在這後者領域上。上述模式（及連同其他的健康模式）的共同觀點是，知覺的風險、知覺的疾病嚴重性、知覺的預防措施的有效性、社會規範、自我效能和成本—利益的分析等全部都是預防性健康行為的重要指標（*Pitts & Phillips, 1998*）。我們現在應該做的不僅是設法確定這些因素中的何者對於特定的健康狀況最為重要，也是在檢驗這些因素如何（或以怎樣方式）彼此交互作用而影響我們的健康狀況和健康行為。我們以下將考慮把這樣的研究發現付之實施的一個例子，也就是鼓勵男性的睪丸自我檢查（testicular self-examination）作為對抗睪丸癌的預防措施。

◎個案研究：矯正男性的行為：睪丸自我檢查

睪丸癌不僅是男性身上最常見的癌症之一，也是男性死亡的首因之一（對於 15 到 35 歲之間的男性而言）。再者，它的發生率似乎在上升之中（國家癌症協會，*1987*）。睪丸癌也是可以預防的早夭原因之一，所以值得趁早的治療介入。令人意料之外的是，非常少男性知道應該注意什麼症狀、應該作怎樣的鑑定程序，或是復原的預後情形如何（如果在早期發現的話，完全可以治癒）。這種情形顯然相當不同於婦女的乳癌檢查，大部分婦女充分認識且被告知了這樣的程序（參考第九章的一個實例）。

有效的睪丸自我檢查（TSE）相當類似於有效的乳房自我檢查（breast self-examination）。它涉及熟悉睪丸的表面光滑、紋理和堅實度，在泡熱水澡或沖熱水澡的時候檢查，且檢查兩粒睪丸在拇指與食指之間旋轉的情形，以決定整個表面沒有任何腫塊（*Hongladrom & Hongladrom, 1982*）。很少研究曾設計實驗介入（interventions）來評估 TSE 的有效性，雖然 Friman 等人（*1986* 引自 *Taylor, 1995*）提供年輕男性 TSE 技巧的簡要檢核表，他們發現這樣的教育介入戲劇性地提高了在報告 TSE 症狀上的信心。他們透過電話進行追蹤研究，發現這項技巧在介入之後延續良久。此外，這些男性報告他們較可能施行TSE，因為他們相信他們正在減低自己的癌症風險，而且他人將會贊同這項檢查行為（主觀的規範）。

七、總括

我們已從本章中看到，健康與疾病是不容易界定的概念。健康現在被許多人視為寶貴的資源，它可以延伸個人的壽命，且增進個人幸福的品質和整體的生活品質（quality of life）。隨著我們進入二十一世

紀，人們已經把注意力放在健康提升上，而不僅是疾病預防。這裡的論述顯示，雖然預防性健康行為的模式在預測行為上共有某些特點，但不同的健康模式強調被認為影響行為變化的不同因素。較早期的模式現在被修正，或甚至被較精巧的模式所取代，後者聲稱較準確地預測了行為變化。這方面，愈益重要的是知覺因素（perceived factors，例如，風險、酬賞、成本等等）的角色，而不是實際的風險、酬賞和成本。因此，社會—認知的模式強調這些因素，而交互關係模式（transactional models）進一步把這些因素放在動態、主動的健康背景內。總而言之，這些模式提示，人類是思想、情感、合理化（不總是理性！）的個體，享受和重視生活中的許多事物，其中之一就是他們的健康。

關於人們如何以偏差方式合理化他們的「風險行為」，近期的一項探討是針對不切實際的樂觀（unrealistic optimism）的觀念（*Weinstein, 1984*）。這個現象提示，有些人忽略他們自己風險提高的行為（「我不一定總是實行安全的性行為」），反而是把重心放在他們風險減少的行為（「但是至少我不注射毒品」）。這導致人們從事知覺風險和知覺易感性的「選擇性注意」（selective focus），而這不一定合乎理性。健康心理學透過設計以這些理論模式和假設為基礎的策略和介入已相當成功地改變問題行為或風險行為。然而，行為改變的未來模式將需要進一步考慮行為上的個別差異的角色，且認識到決策的順序和決策採取不一定合乎邏輯和合乎理性。

◎進一步讀物

從表 1-1 所摘要的教科讀物中，我們可以發現對行為改變的主要模式的描述和評鑑。所有這些讀物對這些模式提供了非常良好的描述和評鑑，且顯示了它們如何被順利地應用於一系列健康狀況和行為的預防、增進、介入和維持。

表 1-1　行爲改變的主要模式

行為改變的模式	教科讀物
1. 健康信念模式	ABCD
2. 保護動機理論	ABC
3. 理性行動理論	CD
4. 計畫行為理論	ABCD
5. 健康行動歷程模式	AB
6. 自發處理模式	C

索引：

A: Ogden, J.（1996）*Health Psychology: A Textbook*, Buckingham: Open University Press.

B: Pitts, M. and Phillips, K.（eds）（1998）*The Psychology of Health: An introduction*, 2nd edn, London: Routledge.

C: Stroebe, W. and Stroebe, M.（1995）*Social Psychology and Health*, Buckingham: Open University Press.

D: Taylor, S. E.（1995）*Health Psychology*, 3rd edn, New York: McGraw-Hill.

第二章

社會流行病學和健康政策

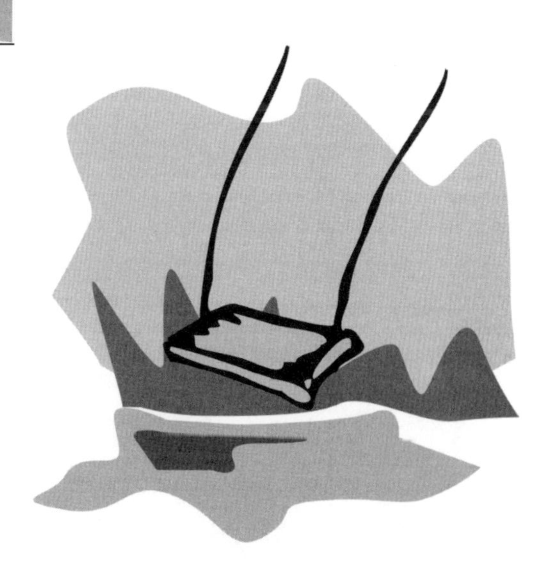

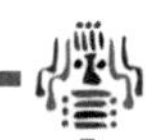

健康心理學家的研究對象不僅是針對個體，也是針對整個人口。如我們在前一章所看到，健康型態隨著不同時間和空間而變動，這使得研究人員可以探討趨勢（trends），而這樣的趨勢告訴了他們關於疾病的特有型態。這當然具有用處，例如，這可以使得專業人員在特定疾病有機會對人口造成重大影響之前就設計介入措施加以遏止。再者，在有良好計畫的健康經濟體系中，我們可以（例如）經由使整個人口或那些被認為有高度風險的人們免疫而來預防疾病的最初發作（例如，對幼兒和老年人施加流行性感冒的預防注射）。

一、什麼是流行病學？

流行病學（epidemiology）在目標和關切事項上與健康心理學有密切關聯。它被界定為是根據對物理和社會環境的調查，而對傳染病和非傳染病在人口中的發生頻率、分布情形和起因所進行的研究（*Taylor, 1995, p. 9*）。因此，流行病學針對的是人口，而不是特定的個體，至於這樣人口所顯現的趨勢使得我們能夠對罹患或感染特定疾病的相對可能性作出某些預測。此外，流行病學家不僅考慮誰罹患什麼性質的癌症，他們也尋求解答像是「為什麼某些癌症在特定地理區域較為盛行」的問題。

英國醫生 John Snow 在 1849 年執行第一次已知的流行病學調查，他注意到倫敦的霍亂流行主要是發生在供應有「Broad Street 水幫浦」的地區。當幫浦關閉之後，這個流行病就平息下來，因此揭發了該流行病的來源。現代的流行病學家仍然把重心放在找出疾病的起因，雖然今天的問題通常較難以偵察出來，且可能涉及較多因素的共同作用。例如，Legionella pneumophila 是一種先前不為人知的微生物（micro-organism），它被發現在 1976 年於費城所舉行的美國退伍軍人協會的年會上造成了一種呼吸疾病的爆發，即後來所謂的退伍軍人病（一種發高燒、噁心的致命傳染病）。同樣的，另一種新的疾病在四年後的1980年被發現，即所謂的毒性休克症候群（toxic shock syndrome），它特見於 30 歲以下女性，因為使用月經棉塞引起葡萄球病菌在陰道傳染所致，症狀為高燒、嘔吐、腹瀉、血壓驟降，而可能引起致命的休克。這兩種疾病都是由工作於「疾病控制中心」（CDC，最重要的流行病研究單位，總部位於美國的亞特蘭大）之流行病情報部門的流行病學家所鑑定出來。CDC目前仍是這樣疾病爆發的主要情報中心，並且定期接受英國（UK）的衛生部門的諮詢。

不像經常在微生物與傳染病之間可以發現清楚的因果關係，像是心臟病和癌症等慢性疾病的流行病學調查通常較不具決定性。關於遺傳、生物、心理和社會因素之間的連結，以及它們在像是心臟病和癌症這樣慢性疾病的發作和治療上的角色，這仍是今日的流行病學家所面對的最大挑戰之一。

二、死亡率和罹患率

流行病學家使用特定的術語來描述和摘要上述的型態或趨勢。例如，罹患率（morbidity）是指疾病在時間的某些指定點上所存在的個案數量。這可以被進一步解析，也就是視為新個案的數量（發生率——incidence），或視為現存個案的總數量（流行率——prevalence），如圖 2-1 所示。簡言之，罹患率的統計數字告訴我們，有多少人們在任何既定時間正罹患什麼性質的疾病。為了使這些數字更為完整，死亡率（mortality）是指因為特定原因（而不是疾病）而死亡的數量；例如，圖 2-2 所顯示的是美國每十萬人口的前十大死因的死亡率（1900 vs. 1990）。

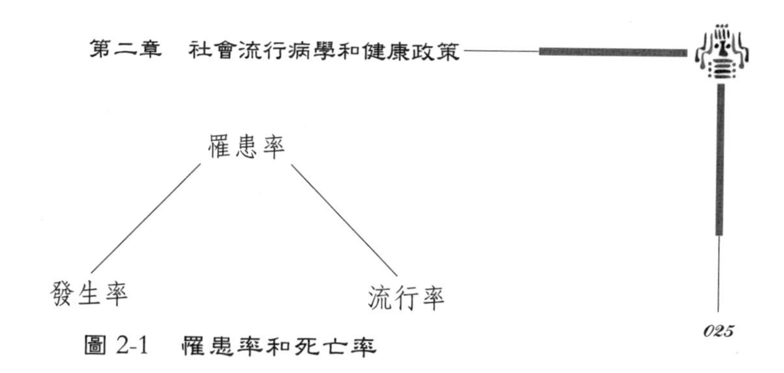

圖 2-1　罹患率和死亡率

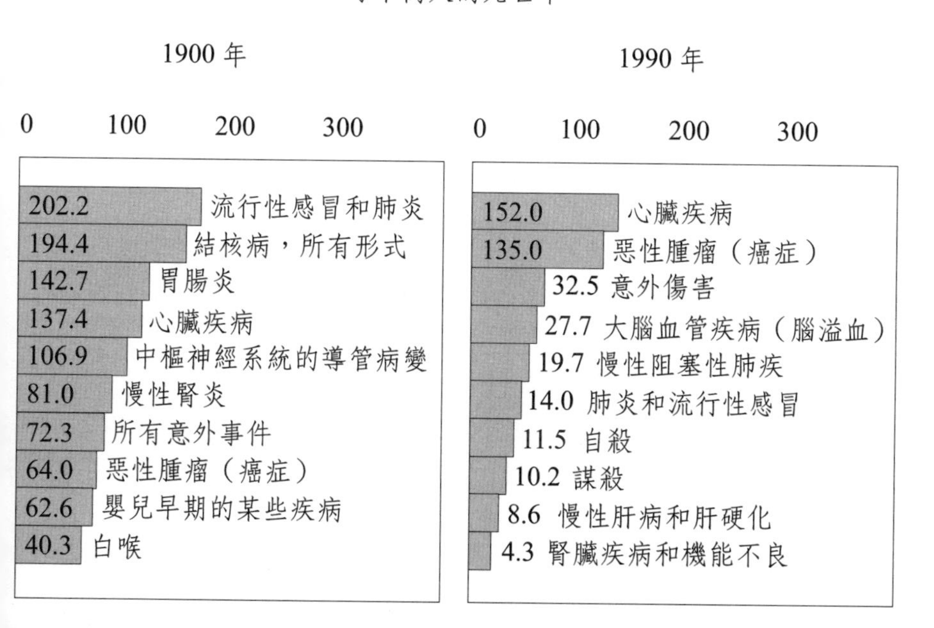

圖 2-2　美國 1900 年和 1990 年，每十萬人口的前十大死因的死亡率

資料來源：From *Health Psychology*, 3rd edn by S. E. Taylor © 1995. Reprinted with permission of The McGraw-Hill Companies.

罹患率和死亡率的量數是設計、實行和評估各種健康照顧政策和俗例的基本工具。我們需要理解疾病的發生率、分布情形和死亡率，以及它們被引發的原因。如此，我們才可以削減或根除疾病的起因，且降低早夭的風險。例如，認識到車禍一直以來是兒童、青少年和年輕人的死亡主因之一，這已導致一系列實際安全法案的設立，包括兒童安全座位、強制繫上安全帶和裝設安全氣囊。同樣的，認識到心臟病是英國人和美國人早夭的主要原因，這已導致一系列健康增進和防護的計畫被紛紛提出（例如，飲食規定和戒菸的計畫）。

這裡，我們特別需要同時考慮死亡率和罹患率兩者。我們不僅必須考慮如何預防死亡，也必須考慮如何改善疾病狀態。這兩種挑戰與今日的健康狀態有密切關聯，因為慢性疾病（也就是無法被治癒，只能設法控制的長期疾病）是失能（disability）和死亡的主要促成因素。例如，心臟病、癌症和糖尿病被認為是複合之多元性的病症（也就是許多因素可能共同促成了病症的起因和處置，包括遺傳和環境的因素），而我們現在知道，心理和社會的因素在這些病症所有階段的發展上都牽涉在內。

這顯然有別於上一世紀初的傳統死亡原因（例如，流行性感冒、肺炎和結核病），一旦感染那些疾病，復原的預後通常非常有限（參考第一章）。實際上，個人甚至可以這樣表示，今日的健康失調的本質是，「大部分（如果不是全部的話！）死亡在某種程度上是『自殺』，因為如果有更多資源已投入於延長生命的話，這些死亡是可以被延緩的」（*Becker, 1976, pp. 10-11*）。

練習題

考慮我們國家引進強制性的汽車安全帶立法和公共場所的禁菸區的設立。在每個案例上，有人批評這像是一位嘮叨的老媽試圖控制自己子女的行為，有人支持「受害者—歸咎」的立場，或甚至有人採取「不干涉主義」（laissez-faire，即放任而完全自由）的立場，我們應該如何平衡這些觀點呢？全體居民的健康需求較為重要，抑或個人的自由較為重要呢？

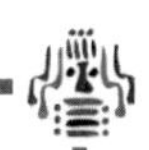

(一)罹患率和死亡率的研究

有一項大規模的流行病學研究針對於探討影響罹患率和死亡率的因素，結果發現在促進健康和預防早夭上，社會和環境的因素至少跟個人的生活風格同等重要（參考第七章關於生活風格與健康的論述）。Hart（引自 *Holland* 等人，*1991*）根據資料指出，東京是世界上最大、最污染而擁塞的城市之一；然而，東京也是地球上擁有最低嬰兒死亡率和最高平均壽命的地方！Hart對此提出的解釋是，東京的社會工程學已創設了一種綜合性的環境，它是以人類為主體，為人類生活而存在。許多人通常認為，當生命處於自然狀態下，它們要比處於工業社會下的生命更為健全而有益健康。但是，Hart打破這個迷思（myth）。實際上，來自舊石器時代的人口統計學的線索顯示，工業社會男子的身體在耐力（持久力）上是他們石器時代祖先的兩倍！（*Roosevelt*，*1984* 引自 *Holland* 等人，*1991*）Hart 進一步描述社會和經濟的因素——包括經濟和社會的制度（例如，婚姻、家庭、法律等等）——如何共同作用而增進這份耐力，雖然也調節人際關係和保護每個公民的權利。

此外，許多國家在社會和經濟狀況上的管理不良，它們也有較高的罹患率和死亡率。例如，今日的匈牙利可能過著相對上高水準的生活，但是社會生活的非物質（精神）力量、意識型態、死亡率、政治文化和缺宗教信仰等已促成了驚人的自殺率。相較於其他國家，匈牙利的自殺率是法國的 2 倍、是美國的 $3\frac{1}{2}$倍，以及是英國的 5 倍。對於出自意外事件和殺人行為（謀殺案）的死亡率，它們在匈牙利也顯著較高，說明了這個國家不良的社會融合和不足的歸屬感。

這個大規模的研究說明了，如果我們想要理解影響死亡率和罹患率的因素，我們需要考慮遠為廣泛的各種因素，而不僅是個人的生活風格。這可能包括社會和經濟的因素、社會階級、種族、教育、生理性別、社會性別和甚至婚姻狀況（*Hart*，引自 *Holland* 等人，*1991*）。

◎HART（*1991*）**研究的評鑑**

- 這是一個引人興趣的研究，例證了社會和經濟的因素在影響我們健康上的力量。
- 然而，可能也有其他因素在這裡發揮作用（例如，東京可能要比其他國家有較佳的嬰兒和幼兒的照顧體系），而這些因素也應該被考慮在內。
- 雖然他的論證具有說服力，但是Hart並未適當解釋這些關係的本質如何運作以達成這麼正面的健康成果，或者它們可能如何衝擊個人的生活品質（quality of life）。

三、生活品質

健康心理學已逐漸認識到有必要把重心放在更廣泛的健康狀況的量數上，而不僅是死亡率和罹患率的統計數字。生活品質和量數就是日漸被接受的量數之一。生活品質是一個概念上難以界定的構念（construct），但是「世界衛生組織生活品質」（WHOQOL）小組嘗試統合以往的定義，而將之界定為「在他們所生活的文化和價值體系的背景中，以及就有關他們的目標、期待、標準和關心事項而言，個人對於他們在生活中的地位和處境的知覺。這是一個廣泛延展的概念，以複雜的方式受到個人的身體健康、心理狀態、自立自主程度、社交關係、及他們與所處環境中顯著特徵的關係等因素的影響」。如這個定義所陳述的，生活品質是指個體對於他們對自己的生活（包括健康狀況）有多麼滿意所知覺的判斷，而這可能與他們實際的身體健康狀況沒有太大相似性。

例如，有一項研究以接受高血壓（hypertension）治療的病人為對

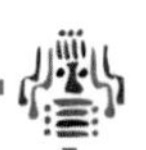

象，結果病人在治療計畫後對他們自己生活品質的評定遠低於他們醫生所作的評定。實際上，有些病人和他們的家人評定他們的生活品質還要低於接受治療之前的水平（*Jachuk* 等人，*1982*）。這顯示了生活品質的主觀特性，也說明我們有必要詢問病人自己關於他們的感受，而不僅是推斷他們必然如何感受。無論如何，近些來年，健康專業人士在評估針對不同疾患的「品質調整生活時期」（Quality Adjusted Life Years, QALYs）上已被聘為評審，提供治療的社會價值的測定——根據對病人的立即利益和未來利益兩者（*Skevington, 1995*）。

近期，WHOQOL小組已開發一種跨文化的生活品質測量工具（the WHOQOL 100）。這個工具被使用於許多團體，包括罹患慢性疾病的病人（例如，關節炎）、那些置身於高壓處境的人們（例如，移民和難民）、及老年人和殘疾者的非正式看顧人員（*Skevington, 1995*）。它是自我實施的主觀評定，具有良好的心理計畫（psychometric）特性，且涵蓋了人們判定對於生活品質重要之廣泛範圍的維度。

研究已顯示，不僅在什麼構成生活品質上存在著個別差異，而且在為這各種因素的加權上也存在著跨文化差異。這使得測量生活品質是一件有挑戰性的工作（*Szabo* 等人，*1997*）。

Hyland & Kenyon（*1992*）提出一個有關健康之生活品質構念的模式，包括了「正面」評價的構念（*Hyland, 1992*）。「疾病的滿意量表」（*Hyland & Kenyon, 1992*）被設計來評估疾病以哪些正面方式促成了病人的生活，如下列的陳述所顯示的：

1. 生病使得我要比我以往更重視我的生命。

2. 儘管我的困境，我享受我的生命。

3. 我的疾病讓我看到的友誼的價值。

4. 當我覺得舒適時，我感到真正的幸福。

5. 我的親人真正關心我的問題。

6. 我的疾病幫助我認識我自己。

Hyland & Kenyon（*1992*）研究59位罹患慢性阻塞性肺疾（一種涉及喘咳及甚至不能呼吸的疾病，它實質損害了日常活動）的病人。採用7點的量表，從強烈同意直到強烈不同意，他發現這些項目與兩者有相關關係，一是病人的「病病滿意度」，另一是病人的「生活測定滿意度」。這項研究說明了疾病可能對於病人具有生活品質上的正面後果。最後值得提到的是，Bowling 對於生活品質的理論和測量作了廣博而容易領會的評論。

◎生活品質和評鑑

- 生活品質（QOL）在評估個體如何感受他們的健康狀況上是一個非常有價值的構念。
- 然而，生活品質的主觀特性使得該構念的信度和文化效度是一個有考驗性的問題。
- QOL 涉及若干道德爭議，像是有些人質問：我們是否可能為生命貼上價值，而這樣做又代表什麼意義？例如，對於忍受折磨的病人及其家屬而言，他們對於什麼人應該以人工呼吸器維持生存及維持多久等等，可能持著非常不同於社會的觀點。這方面也存在有道德爭議（例如，無期徒刑的犯人是否應該擁有接受救生手術的同等機會？）。
- Hyland & Kenyon（*1992*）關於生活品質的研究說明了，透過使得病人更為認識自己以及賞識他們的親人和朋友，疾病可以為病人的生活帶來正面的變化。

四、健康政策

如果我們不對健康政策作某些考慮，那麼我們對流行病學的理解就不算完整。就定義而言，衛生保健是相當重要而有價值的資源，而且以英國大小的人口而言（在1999年幾乎達到六千萬人），健康資源的使用必須被特別審慎地管理。勞工黨政府在1948年通過「全國衛生防護法案」，這為當時的衛生大臣 Aneurin Bevan 提供依據而設立了「國立衛生服務中心」（NHS），其宗旨是在為所有需要的人提供服務，特別在分娩的時候提供免費服務。當然，現實是 NHS 的資金來源是直接透過課稅和間接透過政府的專案補助（也就是它不是免費的）。因此，關於如何最適當分配資金是由若干全國層級的部門和機關所共同決定。

在英國，醫生行業一直與政府有著密切關係，他們有正式和非正式的權利為重大的政策變動提供諮詢。但隨著現在逐漸把重心放在「衛生設施」的效率上，醫師在政治圈和醫療領域的權力已受到挑戰。健康照顧改革正逐漸改變現存的健康照顧習慣，並且實施新的照顧計畫。英國現在正移向醫療照顧上混合的經濟體系，有多種支付健康照顧費用的方式，包括更為依賴自費的方式或透過醫療保險。這點的重要性是，健康照顧服務的供應正成為一個日益關心的領域，而如何減低健康照顧上的不平等待遇（例如，鄉下，區域性的）將是新世紀所面臨的重大挑戰之一。

如前面提過，一方面是受害者的責備聲浪，另一方面是老媽似的社會工程設計，政府的白皮書「我們更健康的國家：與健康的契約」（*1998*）正試圖在這兩者之間提供「中庸之道」（middle way）。這個中庸之道的建造是透過在個體之間、家庭之間、地方團體之間和社區之間建立和維持穩定的協作關係。如公共衛生部長 Tessa Jowell 所說的，這裡的目標不僅是在「不良健康的原因上不屈不撓」，也是在於針對這些原因的起因採取對策，諸如貧窮、不平等待遇、社交排斥和失業等（*Milner, 1997*）。

在國際的範圍內，以所占國內生產毛額（GDP：國民生產毛額減去對外投資淨額所餘者）的百分比而言，英國在所有加入「經濟合作和發展組織」（OECD）的國家中擁有最低水平的健康照顧支出總額

（參考表 2-1）。從 1990 年到 1997 年之間，英國只花費（平均而言）它還不到 7%的GDP於總額的健康照顧支出上。對照之下，美國在相同時期花費了幾乎兩倍（也就是平均 14%）的 GDP 於總體健康照顧上。雖然根據支出額的百分比作直接比較可能不是很正當（由於非常不同的健康照顧體系），但是研究證據顯示，健康照顧政策與資金供應的決策有密切關聯。這些決策接著基於社會、政治和經濟上的理由而被採取和實行。

五、總括

我們已看到流行病學家在研究疾病預防和健康增進的模式上所進行的工作，特別是集中在人口的研究上。健康與疾病的模式在上個世紀經歷了重大變動，這特別顯現在死亡主因的劇烈變動上，從世紀初期的致命傳染病（如結核病）到世紀後期的複合性多元化疾病（如心臟病和癌症）。關於疾病可能起因的洞察力使得我們能夠策劃有效的預防和治療方式。死亡率和罹患率的統計數字在這個過程中可作為有用的工具。近年來，生活品質已成為政策決定上一種更適切的方法。它使得在評估健康狀況上，社會和心理的因素也被考慮進來，而不僅是身體因素。健康政策問題與上述因素有關，因為健康現在被視為重要的資源，而健康照顧服務的供應是建立在政治、社會和經濟因素上。

表 2-1　健康照顧的總經費在高水準的 OECD 國家中所占 GDP 的百分比，1990～1997

	1990	1991	1992	1993	1994	1995	1996	1997
OECD	**7.1**	**7.4**	**7.6**	**7.7**	**7.7**	**7.7**	**7.7**	**7.7**
EU15	**7.4**	**7.7**	**7.9**	**8.0**	**7.9**	**7.9**	**8.0**	**7.9**
澳州	8.3	8.6	8.6	8.5	8.5	8.4	8.5	8.3
加拿大	9.2	9.9	10.3	10.2	9.9	9.7	9.6	9.3
法國	8.9	9.1	9.4	9.8	9.7	9.9	9.7	9.9
德國	8.7	9.4	9.9	10.0	10.0	10. 4	10.5	10.4
希臘	4.2	4.2	4.5	5.0	5.4	5.8	6.8	7.1
義大利	8.1	8.4	8.5	8.6	8.4	7.7	7.8	7.6
日本	6.0	6.0	6.4	6.6	7.0	7.2	7.2	7.3
西班牙	6.9	7.0	7.3	7.5	7.4	7.3	7.4	7.4
英國	6.0	6.5	6.9	6.9	6.9	6.9	6.9	6.7
美國	12.6	13.4	13.9	14.1	14.1	14.1	14.0	14.0

資料來源：Adapted from Table 2.3 in *Compendium of Health Statistics*, 11th Edition, Office of Health Economics: London, 1999. Compiled by Peter Yeun.

練習題

想像你被要求對「定額資金」作合理的分配。這不是一件容易的工作，你必須在你當地的健康機構之間對這塊大餅作最恰當的分配。你不妨列出可能需要使用到健康照顧服務的十種團體的人們（例如，糖尿病患者、精神病患等等）。你會採取什麼標準來決定哪些團體有健康照顧服務的優先配給權？考慮到健康照顧資源無法全面供應的現實層面，我們應該如何決定最公平的方式來分配健康照顧資源？

◎進一步讀物

- *Our Healthier Nation: A Contract for Health*, London: Stationery Office, 1998.這個勞工黨政府的綠皮書（Green Paper，英國政府發表提案、

構想的文件）規劃了在廣泛範圍的其他健康目標中，政府的政策特別針對於減低健康上的不平等，以及促進有益健康的生活風格。

- Pitts, M. 和 Phillips, K. (eds)（1998）*The Psychology of Health: An Introduction*, London: Routledge.第十六章對於社會環境、不平等待遇和健康提供了優異而廣博的評論。它考慮到健康與疾病上的社會階級差異，也涉及健康上的性別、族群的差異。此外，它也檢討了新的公共衛生策略——由勞工黨政府所提出以對抗不良健康的知覺起因。
- Stroebe, W. 和 Stroebe, M.（1995）*Social Psychology and Health*, Buckingham: Open University Press.第一章對於健康與疾病的概念在不同時間和地點的變動情形提供了良好的概論。它也考慮了社會和經濟的因素、心理因素和生活風格在健康上的相對角色。

第三章

疾病的症狀與疼痛

一、疾病的症狀與疼痛：採取生病—角色的行為
二、疼痛引言
三、界定疼痛
四、疼痛的歷史
五、疼痛的特性
六、疼痛理論
七、總括

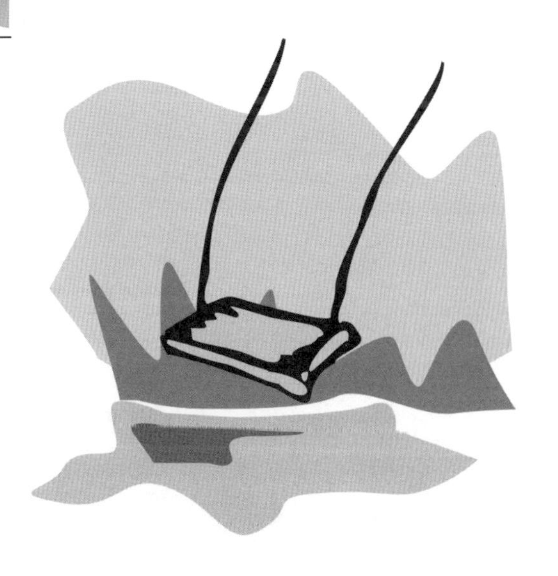

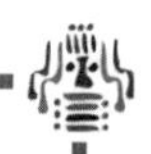

一、疾病的症狀與疼痛：採取生病—角色的行為

人們如何知道何時尋求醫療協助呢？他們如何知道自己是否生病了？決定自己或他人何時需要醫療協助不總是一件容易的工作，如在第一章所討論的，部分原因是在於界定疾病的困難。人們可能經常體驗身體症狀，但可能與潛在的疾病有關，也可能無關。例如，不斷的鼻塞或打噴嚏或許不會促使一個人尋求醫療協助，但是嚴重的腹部絞痛或許就會。根據 Brannon & Feist（*1997, p. 166*）的說法，「醫生不僅是經由他們的診斷來決定疾病，也是經由給予診斷而加以批准」。這也就是說，醫生就像是促成健康照顧（包括住院）的「看門人」。

㈠身體不舒服行為 vs.生病—角色行為

Kasl & Cobb（*1966*）在處理不良健康的症狀上區別出「身體不舒服行為」與「生病—角色行為」。身體不舒服行為（illness behaviour）是發生在診斷之前，它是由體驗疾病症狀的人們所採取的各種活動所組成。這些活動嘗試決定個人的健康狀態，以及在求助於醫生之前找到合適的改善方法（例如，服用 paracetamol——亞乙醯氨基酚，一種用以治頭痛和退燒的藥物——以緩和感冒的症狀）。另一方面，「生病—角色行為」（sick-role behaviour）這個術語是使用於人們在診斷（通常是來自醫生的診斷）之後的行為。這方面活動是針對於復原（例如，聽從醫生的指定進行複診，在家裡休息幾天，等等）。因此，使得身體不舒服行為區隔於生病—角色行為的是診斷本身。

我們現在已經知道，關於人們何時、何處及如何在他們的身體不舒服行為上尋求協助，這受到許多不同因素的影響。它包括有：

- 社會和人口統計的因素

・症狀特性

㈡社會和人口統計的因素

有可靠的證據顯示，健康醫療設施的使用上存在著性別差異，包括求助醫生。平均而言，女性求助於全科醫生（GP，以相對於專科醫生）的可能性是男性的兩倍。這當然並不表示女性要比男性較不健康！反而，女性據知對於她們所體驗的症狀較為敏感；這支持了有證據指出，女性要比男性對她們的 GP 報告較多的症狀（*Pennebaker, 1982*）。一般認為，這些性別差異幾乎完全是出於社會因素，因為根據研究報告，男性在酒精問題和工作危害方面處於較大風險，而女性在身體欠缺活動、非就業狀態和壓力方面處於較大風險（*Verbrugge, 1989*）。然而，這裡仍然有爭議的是，我們也可以說男性是被社會化為顯得「強壯」，因此不願意承認他們的疾病已足夠嚴重而應該尋求醫療協助。

社經地位（socio-economic status, SES）因素也在這裡扮演部分角色，因為相較於低社經團體的人們，高社經團體的人們顯然經歷較少的症狀，且報告較高水準的健康（*Pennebaker, 1982*）。然而，我們現在還不清楚，這項關係究竟是相關或因果。引人興趣的是，較高SES人們在預防性健康行為上顯現較高水平的順從性（特別是婦女的癌症檢查行為，例如，它顯現非常陡峭的SES—健康斜面）。然而，當高SES人們生病時，他們較可能尋求醫療協助。低SES團體的人們傾向於在接受醫療照顧之前等待較久時間，因此使得治療較為困難，也較可能住院（*Brannon & Feist, 1997*）。

關於如何應對不良健康的症狀，文化和社會的因素顯然也參與在內。當生病時，人們是否被社會化不要採取強烈的情緒反應，不同文化存在著程度上的差異。Mechanic（*1978*）審視有關不同族群對待疾病的態度的研究，他發現猶太裔美國人較可能尋求專業協助、接受「生病—角色」、及從事預防性的醫療行為。對照之下，墨西哥裔美國人

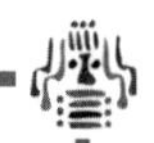

傾向於忽視醫生認為嚴重的症狀，且實際上誇大醫生認為不重要的某些症狀。至於愛爾蘭裔美國人則被認為在否認疼痛上最為「堅忍」。這些發現類似於 Clark & Clark（*1980*）關於疼痛的後繼研究發現，他們在尼泊爾探討雪巴族士兵的疼痛忍受水平——參考後頭關於疼痛的論述。

最後，年齡是影響症狀報告和尋求醫療意願的另一個人口統計因素。一般而言，年輕人和中產階級成年人顯得最不樂意尋求醫療，其中以青少年男性顯得最不情願（*Garland & Zigler, 1994*）。如果人們把自己的症狀歸因於老化過程，他們傾向於延緩尋求醫療。老年人不像中年人那麼強烈受到這個「必然是我的年齡！」效應的影響，他們較快就教於醫生，甚至是為類似的訴苦（*Leventhal & Diefenbach, 1991*）。關於這個年齡效應，我們可以解釋為是老年的病人不想忍受他們健康上的不確定性，而中年人想要低估或甚至否認疾病的嚴重性。

㈢症狀特性

除了上述的社會和人口統計的因素會影響症狀的報告外，我們也有必要檢視症狀本身的特性，因為這些也會影響人們何時和如何尋求醫療協助。人們以特有方式知覺和解讀他們自己的症狀，這樣方式是有意義的，且通常對他們而言是關於個人的。例如，他們可能利用以往的經驗或他們對於自己的症狀多麼嚴重的外行信念，以權衡就診於醫生的報酬和成本。報酬可能包括症狀減除和安心下來。成本可能包括干擾了日常生活、時間付出、及可能接到不好消息。

Mechanic（*1978* 引自 *Brannon & Feist*，*1997*）的研究列出了症狀的四個特性，它們決定了個人對疾病的反應：

1. 症狀的能見度

這是指該症狀多麼顯而易見（醒日），包括對外人和對他人而言。一般而言，個體較可能為醒目的症狀尋求協助——相較於沒有表露在外的症狀。Klohn & Rogers（*1991*）研究被提供如何預防骨質疏鬆症（osteoporosis，骨骼組織的流失，導致脆弱的骨骼而容易骨折）資訊的年輕女性。研究結果顯示，當被警告骨質疏鬆症可能的外觀損毀的層面時，年輕女性遠為可能報告有高度意願採取被建議的預防措施——相較於沒有被提醒損毀層面的年輕女性。這項研究顯示了症狀的「能見度」（visibility）在影響預防性的健康行為上的重要性。

2.症狀的嚴重性

Mechanic（*1978*）預測症狀的自覺嚴重性應該與尋求協助有關（也就是個人越是知覺到症狀的嚴重性，它就越有可能被解讀為需要採取行動）。這受到Suchman（*1965*）研究的支持，他發現當症狀被認為嚴重時，這不僅引起病人較大的憂慮，也較可能被解讀為是重大病症的徵候。實際上，Cameron 等人（*1993*）發現，在尋求醫療照顧的決策上，自覺的症狀嚴重性被認為甚至要比顯明的症狀本身（參考上述）更為重要。反過來說，當人們知覺到重大健康問題的可能性時，他們可能因為害怕發現最壞情況而不想上門求診。我們必須指出的是，個人自己對嚴重性的知覺可能不同於醫生或甚至醫院的理解。健康專業人士因此應該發展方法以確保病人對他們自己症狀的知覺是符合實際的，也符合開業醫生的專業判斷。

3.症狀對日常生活的干擾

Suchman（*1965*）發現一個人越是失去能力，他就越可能會尋求醫療照顧。這顯然支持 Mechanic（*1978*）的觀點，他發現如果症狀被認為干擾了個人生活，這樣症狀就越可能被解讀為需要醫療協助。

4.症狀的頻率和持續性

如果我們認為自己的症狀嚴重而延續不斷的話，我們較可能求助於醫生或其他醫療人員。持續的疼痛要比間斷的疼痛較可能促使個人問診於醫生。Prochaska 等人（*1987*）發現，即使是輕微的症狀，如果持久不退的話，也可能促使個人求助於醫生（及朋友和家人）。

總之，在預測什麼人會尋求醫療協助及為什麼方面，研究顯示所有這些因素都應該被考慮在內。Mechanic（*1978*）表示，單單症狀本身還不必然就會促成個人尋求醫療協助。能見度、自覺嚴重性、對日常生活的干擾及持續性等都在求助行為上扮演了部分角色，而這發生在家人和朋友的社會背景內。

㈣健康與疾病的社會建構

同樣的，個人對於他自己疾病的個人觀點和知識可能導致他們在思考疾病的起因、涵義和治療上的扭曲（例如，前面提過 Weinstein（*1984*）關於不切實際的樂觀的觀念）。儘管擁有廣泛之醫學、生物學、生理學和心理學上的知識，大多數人們大體上忽略了他們的身體如何運作，以及他們如何生病了。即使有受過良好教育的人們也會發生這種問題，部分是因為他們嘗試把健康與疾病的解釋納入他們現存的知識結構中。人們對於健康與疾病的概念化（conceptualisation of health and illness）因此本身是一個迷人的領域。關於這個領域的進一步研究，讀者不妨閱讀 *Explaining Health and Illness*（*Stainton-Rogers, 1991*）這本優異的書籍。

二、疼痛引言

唉喲！好痛呀！我們大部分人應該在我們生活的各種時候都發生過這樣的動作表情，當我們（為了某些或許當時我們沒有充分注意的原因）從事某些行為而使得我們感受到不同強度和存續期間的疼痛時。實際上，在某些情況下，我們甚至可能直到事件之後才察覺到疼痛。在另一些情況下，我們可能察覺到疼痛，但是感到無法控制或減輕疼痛。因為認識到疼痛除了肉體維度外，也具有心理維度，心理學家早就對疼痛的研究深感興趣。

根據史懷哲（Albert Schweitzer）的說法，「疼痛甚至是比死亡本身更為恐怖的人類主宰」（引自 *Skevington, 1995, p.1*）。這樣強力的控訴值得我們對疼痛的本質作進一步的嚴格分析。疼痛對那些感受到的人們有什麼意味？而我們如何對之作最良好的管理或處置？當我們考慮到疼痛是人們就診時最常對醫生訴苦的身體症狀，這樣的需要就更為明顯。

三、界定疼痛

Merskey 等人（*1979*）界定疼痛為「與實際或潛在的組織傷害有關，或是根據這樣的傷害加以描述的不愉快感覺或情緒體驗」（引自 *Skevington, 1995, p.8*）。這個定義內涵的概念是，疼痛「總是」主觀的，也「總是」不愉快的（因此是一種情緒體驗）。Merskey 等人進一步表示，有些經驗類似疼痛，但不是不愉快的，它們不應該被標示為疼痛；同樣的，有些經驗是不愉快的，卻不具有感覺的特性，它們也不是疼痛。再度的，心理因素的角色在這裡顯得重要，因為就主觀而言，我們無從分辨那些由於組織傷害而報告疼痛的人們與那些沒有組織傷害卻感到疼痛的人們。因此，合理的做法似乎是不要把疼痛的體驗與特定刺激連結起來（*Skevington, 1995*）。

練習題

決定下面所列的事件中何者符合 Merskey 等人（*1979*）上述關於疼痛的定義。試著說明為什麼這樣事件構成或不構成疼痛的事件：

1. 一個人使用熨斗不小心被燙到，雖然他很快就縮回他的手以避免實際的組織傷害。
2. 一位足球隊員從後方被剷倒，他似乎很痛苦地在地面上扭動身體，但是當裁判並沒有判給他的球隊自由球時，他很快就恢復過來。
3. 一位病人在他的近親死亡後感到淒涼。
4. 一個人陷於電梯中，他在被救出之前恐慌發作。

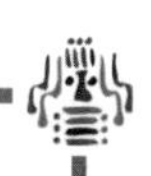

四、疼痛的歷史

在西方文化中，疼痛與疾病的觀念好幾世紀以來發生了重大變化。在中世紀，軍人以蔑視的態度看待疼痛，將之貶低為像女人似的；同時間，神學家視之為是神明懲罰的跡象（*Duby*，*1993* 引自 *Skevington*，*1995*）。到了十三世紀，耶穌基督受難成為所有熱心信徒的中心主題，直到這個時候，「疼痛是應該被減緩的東西」的觀念才出現。疼痛被視為是日常生活必要的部分，它被期待的方式並沒有不同於人們對重大流行病的期待，諸如流行性感冒、肺炎和結核病（*Taylor, 1995*）。對比之下，今天，疼痛的發生意味著獲得特殊注意力。它不被視為是一種生物狀態，反而是一種值得關懷和操心的狀況。

疼痛的經驗和意義除了在不同時間有所變動外，顯然在不同情境或文化也有所變動。跨文化研究顯示了疼痛知覺閾限（pain perception thresholds，引起個體知覺經驗所需的最低限度的刺激強度，也就是在疼痛的刺激強度被逐步增加的一系列嘗試中，個體在 50%的次數中偵察到疼痛所需要的最低水平的閾限）上的差異。研究還顯示在報告的疼痛容忍程度（pain tolerance levels）或「堅忍性」（stoicism）上有甚至更大的差異（*Skevington, 1995*）。

在實驗室研究中，Clark & Clark（*1980*）發現尼泊爾雪巴族的腳夫要比他們歐洲人的僱主需要接受較高強度的電擊，他們才會將之描述為疼痛！因此，文化因素顯然促成了社會和發展的因素，而所有這些影響了疼痛的經驗和報告。然而，像是太小的樣本、測量的信度和參與者的預期等問題限制了這些發現可以被類化的程度。

㈠疼痛的早期模式

關於疼痛如何運作，笛卡耳（Descartes）的「Traité de l' homme」

（*1664,* 引自 *Melzack & Wall, 1965*）提供了最早期的模式之一，如圖 3-1 所例解。根據笛卡耳的說法，疼痛通道從腳的基部往上延伸，直到抵達腦部。當踩在火堆上，這將引起反射機制的運作，其方式就類似於拉著繩子敲擊吊鐘。鐘聲響起就因此表明疼痛的體驗！至於較為複雜而精細的模式將會在本章稍後討論到。

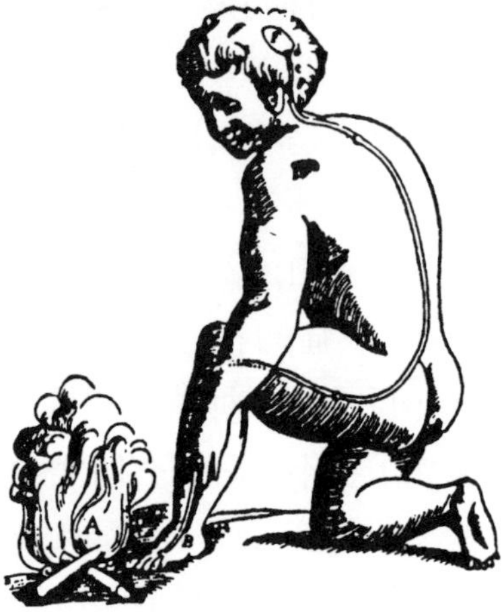

圖 3-1　笛卡耳關於疼痛的早期模式

五、疼痛的特性

雖然疼痛和受傷傾向於共同出現，疼痛的較早期定義指出，我們可能發生傷害卻不感到疼痛、受傷後發生延遲的疼痛，感到疼痛卻沒有受傷，以及疼痛與受傷不成比例（不相稱）。所有這些可能的關係進一步增添了這個遍存經驗的複雜性和表面上的弔詭性（paradoxes）。

1. 受傷卻沒有疼痛

「受傷卻不感到疼痛」的例子包括先天性的痛覺喪失（congenital

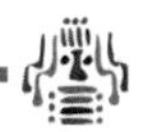

analgesia，一種罕見的病症，這樣人們天生就沒有能力感受疼痛）和短暫性的痛覺喪失（這樣人們感受得到疼痛，雖然這個經驗在受傷後被延遲好幾分鐘或甚至好幾小時）。C小姐是加拿大人，患有先天性的痛覺喪失，她的悲劇性個案說明了無法感受疼痛的結果。不論是被施予電擊、以及碰觸熱水或甚至泡「冰」水澡（全部都在她的充分同意下！），C小姐都感覺不到疼痛。她針對這些刺激沒有顯露任何被預期的生理變化：她的心跳速率、呼吸和血壓都保持穩定。C小姐的許多關節發生問題，特別是她的膝蓋、臀部和脊柱。她卒於 29 歲，當時她發展出大量的感染而無法抑制（*Melzack & Wall*，*1911* 引自 *Banyard*，*1996*）。令人注意的是，死後的屍體解剖發現她的神經系統沒有，說明了這裡所牽涉的可能是心因性因素（psychogenic factors），而不是病理上的因素。這項研究也說明了感受疼痛的能力對我們的生存大有益處，因為它對我們身體發出可能危險的信號。

練習題

回想最近一次當你感到身體疼痛的場合。你最先做的事情是什麼？你如何加以應對？疼痛的經驗是否使你集中注意力在須要儘快採取行動上？或者，你反而是試圖「堅忍下去」？

2. 受傷後延遲的疼痛

更常見的痛覺喪失的形式是發生在當受傷某些時間後才感到疼痛。一個經典的自然觀察的研究發生在第二次世界大戰期間從 Anzio 海岸被救出的受傷士兵，它顯然例證了心理因素在調節疼痛經驗上的角色。Beecher（*1956*，引自 *Skevington*，*1995*）報告只有 25%的受傷士兵要求止痛藥（鎮痛劑）。這些士兵沒有處於震撼中，他們充分合作而頭腦清楚。那些負傷較輕的士兵反而報告他們較為疼痛。

Beecher根據疼痛經驗在戰爭背景中的意義來解釋這些發現。那些受到重傷的士兵解讀他們的負傷為提供了「安全的車票」；至於受到輕傷的士兵則知道，他們的傷口將會被縫合，然後送回前線（*Beecher*，*1972* 引自 *Skevington*，*1995*）。在這項研究中，社會和環境的因素顯然塑造了疼痛的經驗。Carlen 等人（*1978*，引自 *Melzack & Wall*，*1991*）報告了類似的發現，他們描述在贖罪日戰爭（Yom Kippur War，發生在 1973 年，埃及和敘利亞發動對以色列的奇襲戰）期間經歷創傷性截肢手術（他們的腿部被切除）的以色列士兵的反應。許多人似乎並未處於震撼的狀態，他們充分覺知自己受傷的狀況。

短暫的痛覺喪失的這些發現不只侷限於戰爭處境。許多運動傷害可能起因於疼痛經驗初始的耽誤，可能是由於社會—心理的因素（例如，激烈的競爭）。Melzack等人（*1982*）在地方醫院的急診處研究 138 位意外事故的病人，要求他們談談自己的疼痛知覺。相當顯著地，37%報告在受傷的當時沒有感到任何疼痛，而最為突顯的情緒似乎是困窘和慌亂！雖然大部分人報告在受傷後一個小時內開始感到疼痛，在某些個案上，疼痛經驗在受傷後被延遲達到 9 個小時。在甚至更嚴重的住院個案上，Bach等人（*1988* 引自 *Skevington*，*1995*）研究 25 位被截肢者，他們發現如果給予手術前的止痛藥（造成手術後的三天內腰脊椎神經的阻斷），甚至在手術後的六個月也沒有人感到疼痛，而大多數人在一年後仍然免於疼痛。

3.沒有受傷卻感到疼痛

關於沒有明顯器質原因的疼痛，這存在許多例子，包括神經痛、灼痛（causalgia）、頭痛和幻肢痛（phantom limb pain）（*Banyard, 1996*）。神經痛是沿著神經通道延伸的突發劇痛，可能發生在神經損傷的疾病（例如，疱疹）已結束之後。灼痛是一種燒灼似的刺痛，通常隨著嚴重的外傷（例如，刀傷）而發展出來。值得注意的是，神經痛和灼痛都是在創傷已痊癒之後發展出來，雖然不是持續不斷的疼痛，但可以被環境刺激所觸發（例如，壓力事件）。頭痛（例如，緊張性頭痛、偏頭痛）出乎意料地難以解釋，特別是因為早期解釋是根

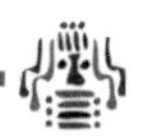

據特定肌肉攣縮的角度來看，並未適當地說明所有類型的頭痛。實際上，偏頭痛一般被解釋為涉及血管的擴張，但是這樣的解釋已被大打折扣，因為研究顯示，這方面血管的變化較可能是頭痛的結果，而不是起因（*Melzack & Wall, 1991*）。

◎傷害與疼痛之間關係的摘述

- 這些研究對於與疼痛有關的某些特性提供了有用的洞察力，雖然因為使用自我報告作為研究方法的信度問題，也因為研究所涉及的樣本不具代表性，這方面研究發現仍然不清楚。
- 在傷害與疼痛的研究上，我們通常難以檢定出因果關係，這不僅是因為疼痛的主觀性質，也是因為傷害與疼痛可能以不同方式彼此相關，視所經歷的事件而定。
- 傷害在某些個案上可能難以偵察（例如，單一神經元的損傷可能導致疼痛，但是幾乎無法偵察出來）。

*4.*幻肢痛

幻肢痛已逐漸引起疼痛研究人員的興趣，作為探討疼痛經驗的另一道窗口。有些人們失去了手臂或腿部，或甚至是那些天生就缺手缺腿的人們，他們仍然可能體驗擁有那個肢體的所有感覺，而且相當引人注意地，他們感受到來自自己幻肢非常真實的疼痛。Melzack（*1992*，引自 *Banyard*，*1996*）審閱有關幻肢的證據，他發現幻肢病人報告許多共同的經驗。幻肢具有逼真的感覺特性，可以被當事人在空間上準確地指出位置。病人可能報告在走路時，幻肢配合其他肢體協調地擺動，即使在大部分個案上，當當事人坐著或站立時，幻肢只是垂著。當個人裝上義肢時，這種情況被進一步增強。幻肢可能體驗一系列感覺，包括壓覺、溫覺、冷覺、濕覺和癢覺。再者，所有被截肢者有超過 2/3 感受到幻肢的疼痛。脊髓損傷的人們可能也會經歷幻覺。下半身麻痺的患者（下半肢體發生癱瘓的人們）可能抱怨，他們腿部作不斷反覆地搖動而造成痛苦的疲乏，即使他們實際的腿部正一動不動地躺在床上。

◎生物方面的解釋

有些人解釋上述的某些經驗可能具有生物基礎。被切斷的神經末端可能長成小結節，稱為「神經瘤」（neuromas），而這些繼續產生神經衝動，大腦將之解讀為是來自失去的肢體。這種解釋難以驗證，也尚未獲得普遍的支持。此外，大腦含有神經元的網絡或神經細胞間質，不僅對感覺訊息產生反應，也本身發出特有型態的神經衝動，以指明身體是「整體的」（whole）。這被稱為「神經記號」（neurosignature）（*Melzack, 1992*），且被認為主要是預先擬定或天生的。神經細胞間質繼續發出來自失去的肢體的神經衝動，甚至當缺乏感官資料時。引人興趣的是，Melzack 也認為這個神經細胞間質具有來自情緒和動機系統的神經系統通道，以及具有與自我的辨認有關的神經系統通道，這暗示著令人興奮的心理干預和處置的潛在性。

5.疼痛與受到的傷害不成比例

另外也引人興趣的是，個人所報告或體驗的疼痛程度不總是相稱於受傷的程度。例如，有些癌症可能造成身體的重大傷害，但是直到病入膏肓之前很少引起疼痛；相較之下，某些輕度的病症只造成很少的傷害或威脅（例如，腎結石通過輸尿管），卻可能引起極度的疼痛（*Banyard, 1996*）。再度的，疼痛似乎是極為個人而主觀的經驗，這可能與身體或病理的因素有關，也可能無關。

六、疼痛理論

自從笛卡耳的 Traité de l'homme（*1664*）模式以來，疼痛理論已有

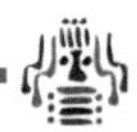

顯著的進展。雖然在平易性和簡潔性上表現良好，笛卡耳提出模式的當時還不存在有關於神經生理歷程的知識。實際上，直到1842年，較為精巧的方法論（methodology）才使得研究人員理解疼痛是由疼痛神經帶到大腦。

㈠特異性理論

這個理論是建立在笛卡耳的模式上，它主張有特殊系統的神經（或傷害接受體——nociceptors）從皮膚的疼痛感受器攜帶信息傳到大腦的疼痛中樞。特異性理論（specificity theory）指出，我們的神經結構與我們疼痛的心理經驗之間存在著一對一的關係。近期的研究採用神經圖譜（記錄特定神經元的活動，然後將之與當事人所報告的感覺配合起來），它顯示這種關係過於簡化。

這種探討途徑的一個有關問題是，它假定神經纖維將只會引起疼痛本身，而不是其他感覺。我們現在知道有不同形式的神經元涉及疼痛的區辨。這包括大而粗的有髓鞘（快速傳導）A-beta 纖維（皮膚的），較細的有髓鞘（較為緩慢）A-delta纖維（皮膚的）、及更微細的無髓鞘C纖維。這每種纖維應對不同特性的疼痛經驗，而且隨著不同類型的刺激以不同的方式應對（例如，脊髓細胞的興奮或抑制）（*Skevington, 1995*）。例如，我們擁有偵察熱度的痛覺感受器，也擁有偵察觸覺的其他感受器。

㈡型態理論（pattern theories）

這方面理論對立於特異性理論，它們主張不存在著知覺疼痛的獨立系統。反而，神經纖維是與其他感覺通道共同使用，諸如觸覺。再者，痛覺纖維往上傳到大腦，也從大腦往下傳遞，而且我們現在知道，許多形式的空間和時間的總和作用（spatial and temporal summation，來自不同感官的刺激或來自相同感官但不同時間點的刺激而共同增加了疼痛感覺）及分解作用也發生在這個週期中。然而，所牽涉的正確區域和這個歷程的本質，則仍然不清楚。近期研究顯示，這個總集是跨越不同部分的脊髓而起作用，且跨越疼痛經驗的範圍而運作，從早期的偵察到最大的容忍度（*Nielson & Arendt-Nielson, 1997*）。型態理論最為知名的例子是閘門控制理論。

㈢閘門控制理論

閘門控制理論最先是由 Melzack & Wall 在 1965 年所提出，透過在《科學》（*Science*）期刊發表的一篇現在著名的論文〈疼痛機制：新的理論〉（Pain mechanisms: a new theory）。這個理論結合了先前理論的醫療途徑與較近期關於健康的生物心理社會模式（*Engel, 1977*）。這個探討方向考慮到生物、心理和社會因素在疼痛上的交互作用，而不僅僅是醫療因素。閘門控制理論的圖解如圖 3-2 所示。

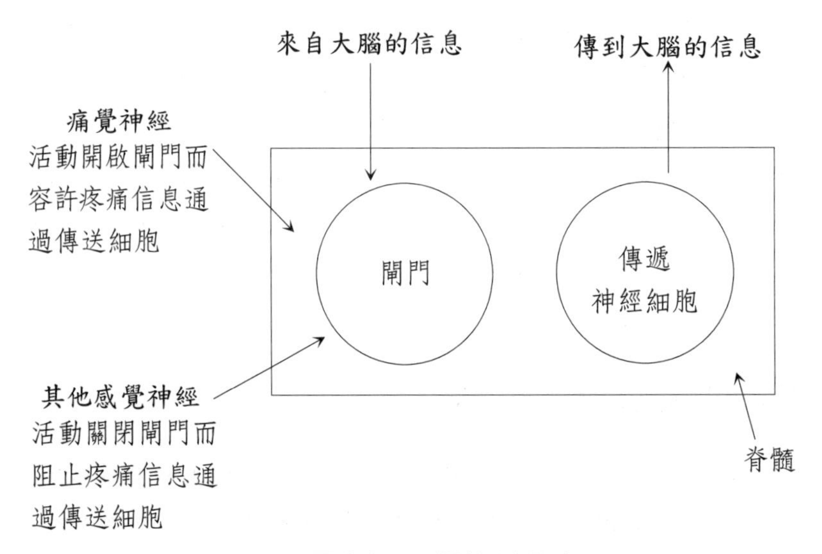

圖 3-2　閘門控制理論

資料來源：Curtis(1999)，摘自 Banyard(1996)。

這個模式在生物層面上相當複雜而不容易理解，而對所涉及的神經系統通道進行描述將會超過本書的篇幅。總之，這個理論指出，神經系統存在著「閘門」，或更精確而言，閘門控制機制。這些閘門針對各種因素而開啟或關閉。開啟閘門容許疼痛信息傳送到大腦。關閉閘門則阻止信息傳送到大腦。

痛覺纖維的活動引起傳遞細胞（transmission cells，T—細胞）傳送疼痛信號到大腦，且開啟閘門。至於沒有與疼痛直接聯繫的感覺神經的活動則引起較大直徑的神經攜帶關於「無害」感覺的訊息（例如，碰觸、摩擦或搔癢）。這方面活動關閉閘門而減低疼痛經驗的可能性。這就是為什麼搓揉受傷的腿可以減輕疼痛。來自大腦本身的訊息也可以關閉或開啟閘門。興奮或焦慮對於閘門控制機制可能具有不同的效應，而使得疼痛的當事人轉移注意力可能實際上涉及關閉他的閘門！這個模式指出，疼痛的發生是透過與大腦之間訊息的雙向交流，大腦不僅處理這方面訊息，也直接影響閘門控制機制。然而，閘門控制機制究竟如何發揮作用，這仍然不清楚，需要這個領域更進一步研究的釐清。

練習題

利用表 3-1 說明不同因素的運作如何能夠開啟（疼痛）或關閉（不疼痛）閘門。我們在每個分類都提供了一個例子。你不妨試著為每個分類再多想一個例子。

表 3-1　影響閘門控制機制的因素

	開啟閘門的狀況	關閉閘門的狀況
身體的	受傷的程度／組織傷害	按摩、推拿
情緒的	焦慮	放鬆
心理的	集中注意力於疼痛	使注意力轉移開疼痛

◎閘門控制理論的評鑑

- 這個模式受到來自一系列研究的大量實徵支持，雖然涉及疼痛歷程的正確機制仍然不明。
- 不論是閘門控制機制或是傳遞細胞（T-cells），目前仍然沒有直接證據指出它們的存在，雖然它們被假定以某種形式存在於神經系統中。
- 這個模式是現存解釋疼痛的上述許多令人困惑特性的最佳理論，因為它認識到在理解疼痛上有必要把心理因素（例如，認知，情緒）囊括進來，而不僅是身體因素。

七、總括

我們在這裡探索了痛覺的本質和特性，也考慮到疼痛與傷害之間的關係。隨著我們逐漸理解疼痛經驗，疼痛的模式變得更為複雜而精巧，而且逐漸認識到心理因素在疼痛上的角色。特異性理論假定，我們的神經結構與我們對疼痛的心理經驗之間存在著一對一的關係。型態理論就是建立在這觀念上，雖然它們認為涉及疼痛的神經纖維是與其他感覺通道共享。再者，空間總集指出，疼痛經驗是把脊髓中各種不同感覺總計起來的產物。閘門控制理論就是這方面例子之一，它仍然似乎是最有理而令人興奮的疼痛模式，不但有助於促進對所涉及機制的理解，也有助於設計有效的治療。

◎進一步讀物

- Melzack, R. and Wall, P. D.（1991）*The Challenge of Pain*, rev, edn, London: Penguin.這本首次的痛覺教科書對於疼痛之謎提供了非常易讀的解釋。它強調在疼痛經驗的理解上，除了生理因素，我們也有必要考

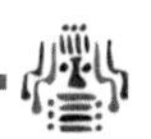

慮心理因素。這個觀點在由作者們所創始關於閘門控制理論之非常廣博的討論中被進一步強調。

- Ogden, J.（1996）*Health Psychology: A Textbook*, Buckingham: Open University Press. 第十一章評閱了早期的疼痛模式，也考慮了對比於這些較早期模式之疼痛的閘門控制理論。它還探索心理社會因素在疼痛知覺上的角色，以及心理學在疼痛的治療上可能作出的貢獻。
- Pitts, M. and Phillips, K.（eds）（1998）*The Psychology of Health: An Introduction*, 2nd edn, London: Routledge. 這本優異的教科書對於疼痛的主要理論提供了包羅廣泛的論述，也考慮了疼痛的心理層面。此外，它還論及疼痛的評定、治療和管理。
- Skevington, S. M.（1995）*The Psychology of Pain*, Chichester: Wiley.這本教科書對於疼痛經驗提供了廣博、整合而易於理解的解釋，且考慮到這對於疼痛的管理和治療以及對於因應（coping）過程的涵義。

第四章

疼痛：評定、管理和處置

一、測量疼痛

二、疼痛的醫療處置

三、疼痛的心理處置

四、多元化的處理途徑

五、綜合性的處置：疼痛診療室

六、總括

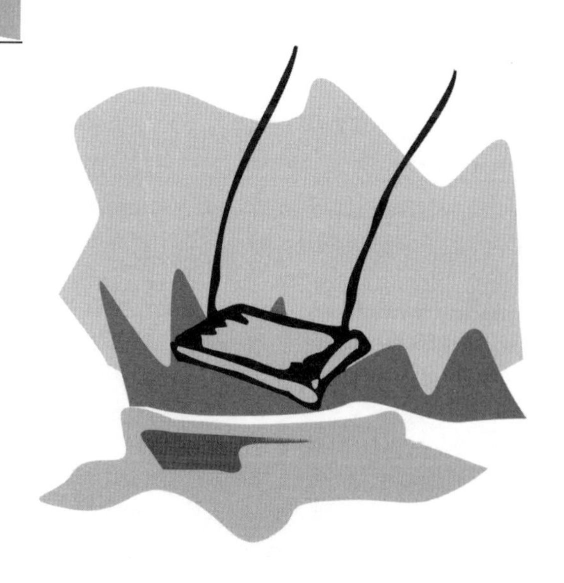

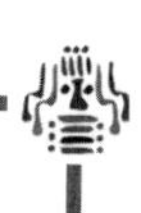

一、測量疼痛

疼痛的測量不是一件容易的事情，如早先討論過的，部分地是由於疼痛經驗的主觀本質。然而，測量疼痛和評定疼痛是一件重要的事情；如此，疼痛才可以被控制和管理。例如，當決定特定的治療介入是否已成功地減輕疼痛時，我們通常需要就處置前和處置後的測量量數作個比較。下列的技術已被用來測量疼痛（參考 *Brannon & Feist*，*1997*，關於更廣泛的評述）。

㈠生理測量

疼痛經常引起情緒反應，且因為自律神經系統（ANS）的角色被認為涉入強烈情緒激發（參考後面章節關於壓力的討論），我們可以合理假定，生理測量可以提供疼痛的量數。然而，這方面的研究證據有些混淆。Syrjala & Chapman（*1984* 引自 *Brannon & Feist*，*1997*）已檢定出下列三種生理變項作為可能的疼痛量數。

1. 肌肉張力

肌動電流描記術（electromyography, EMG）已被用來測量患有下背痛病人的肌肉張力程度。研究結果顯示，EMG 記錄可以揭示異常型態的肌肉活動，雖然這方面結果不一定與所報告的疼痛嚴重性有一致地相關（*Wolf*等人，*1982*）。同樣的，Andrasik等人（*1982*）採用多樣化的生理測量，包括前額和前臂的 EMGs，但是發現沒有證據支持「肌肉張力是週期性頭痛的有效指標」的觀念。這些研究說明，肌肉張力（如肌動電流描記術所測量的）不是可信賴或有效的疼痛量數。因此，我們在這方面有必要考慮其他因素。

2. 自律（自我管控）的指數

自律系統的指數涉及對不隨意歷程的測量，這可能包括換氣過度、太陽穴動脈的血液流動（供應血液給顳部和頭皮）、心跳速率、手表面溫度、手指脈量（finger pulse volume）和皮膚電阻水平等。如同上述，這些量數在測量疼痛上只具有有限的效果。例如，Glynn 等人（*1981*）發現，慢性（長期）疼痛的病人顯現較多換氣過度（難以控制之快速而深沈的呼吸）——相較於不再受擾於疼痛的控制組人們。

3. 誘發電位

誘發電位（evoked potentials，也稱刺激電位）是指感覺器官受刺激時，腦皮質上所發生的電反應。它們在性質上類似於腦波圖（electroencephalograms, EEGs），雖然EEG測量的是大腦的整體的電活動，而誘發電位主要是針對大腦接受來自各種感官（例如，視覺、聽覺）輸入的區域。這方面的問題是誘發電位沒有特定到足以測量疼痛，且僅僅是疼痛。然而，Syrjala & Chapman（*1984* 引自 *Brannon & Feist*，*1997*）審閱有關誘發電位的研究，他們的結論是，這個技術具有「某些」能力以辨別患有慢性疼痛病人的反應與沒有受擾於疼痛的控制組人們的反應。然而，這些相同研究人員也發現，即使當疼痛的主觀報告保持不變時，誘發電位可能依然上升，說明了這個生理量數也缺乏信度和效度。

㈡行為評鑑

關於如何最恰當測量疼痛，最顯易的答案或許是單純地觀察和記錄疼痛病人的行為。當人們處於疼痛中，他們通常愁眉苦臉、無精打采、嘆氣、惱火、失誤、心不在焉、賴床不起、及缺課或曠職。他們從事各種行為對觀察者發出他們承受疼痛的信號（*Fordyce, 1976*）。Fordyce 表示，這每種行為具有潛在的酬賞價值而強化這樣的行為（例如，注

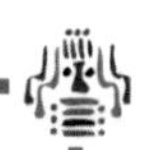

意、同情、補償），而當受到強化後，這些行為較可能再度被展現。這是行為主義理論的基本信條之一，解釋了操作制約歷程（operant conditioning）是如何運作。

Fordyce（*1976*）和其他研究人員隨後已訓練疼痛病人的配偶和其他親朋好友對疼痛行為進行審慎觀察，而不要加以強化。這也伴隨著使用「配偶—日記」（spouse-diary）和「重大疼痛問卷」（significant pain questionnaire）（*Turk* 等人，*1983*）。雖然這個技術可以被認為具有高度的生態效度（ecological validity，也就是「真實生活」效度），但是從重要他人在測量疼痛經驗上可能擁有的控制程度的角度來看，它是有限的。當這些技術被擴展到採用受過訓練的觀察者的疼痛診療中心和實驗室背景時，它們的信度被發現大為提升。

㈢自我報告

1. 評定量表

自我報告（self-reports）包括樣本評定量表（rating scales，也稱為等級量表，一種用以評定等級的工具）、心理計量上標準化的疼痛問卷，及人格測驗。最簡易的評定量表之一是要求病人在一個從 1 到 100 的量表上評定他們疼痛的強度，100 代表所可能最極度的疼痛，而 1 代表所能偵察到最低程度的疼痛，如圖 4-1 所示。

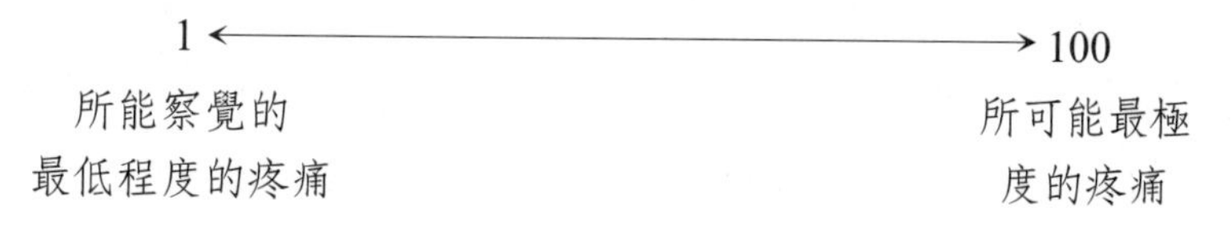

圖 4-1　疼痛強度量表

另一種類似技術採用視覺類比量表（VAS），它只涉及用眼睛對準一條線，左側有一個像是「毫不疼痛」的詞句，而右側有一個像是

「最慘烈的疼痛」的詞句。病人只需把標尺放置在這個量表的某處以指出他們疼痛的強度。因為這個量表不具有正確的標示單位，它被認為是較為靈敏的測量，使我們能夠作出有效的比較。數字量表和 VAS 這兩者都已被顯示具有合格的信度評等（*Kremer* 等人，*1981*），雖然它們被批評造成老年病人的混淆，而且沒有考慮到疼痛的許多不同維度。

2.疼痛問卷

Melzack（*1975*）嚴格批評上述的評定量表，他表示以這種方式測量疼痛就像是只根據光線來說明我們的視覺世界，卻沒有考慮它的圖樣、色彩或紋理。因此，他在 1975 年編製了「McGill 疼痛問卷」（MPQ）。MPQ 提供疼痛的主觀量數，把疼痛歸類在這三個維度下：

- 感受性質（這是指疼痛的時間、空間、壓力和熱度的特性）。這就類似於檢定出疼痛的「物理」維度。
- 情感性質（這是指疼痛的懼怕、緊張和自律系統的特性）。這就類似於檢定出與疼痛有關聯的「心情」。
- 評價性質（這是指疼痛經驗主觀的整體強度）。這就類似於檢定出疼痛經驗的「意義」。

MPQ 具有四個部分：第一部分由人體的正面圖和背面圖所組成，而病人在圖上標示他們感到自己疼痛的地方（參考圖 4-2）。第二部分是由 20 組描述疼痛的詞句所組成。病人必須在每組中圈選一個最能準確描述他們疼痛的詞句，如圖 4-3 所示。需要注意的是，這裡的形容詞在每個分類內是從「最不疼痛」到「最疼痛」依序排列，以對所體驗的疼痛強度提供某些量數。第三部分是詢問病人，他們的疼痛如何隨著時間演變，以對疼痛的持續性提供某些量數。第四部分採用一個 5 點量表測量疼痛的強度，從輕微疼痛分布到極度疼痛。這產生了一個「現存疼痛強度」（PPI）分數，令人激勵的是，它與前面描述的視覺類比量表（VAS）有良好的相關。

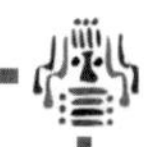

第一部分・哪裡是你疼痛之處？

請在下面圖形標示出你感到疼痛的區域。如果是外部的，請貼上E；如果是內部的，請在緊鄰的區域貼上I；如果既是外部也是內部的，請貼上EI。

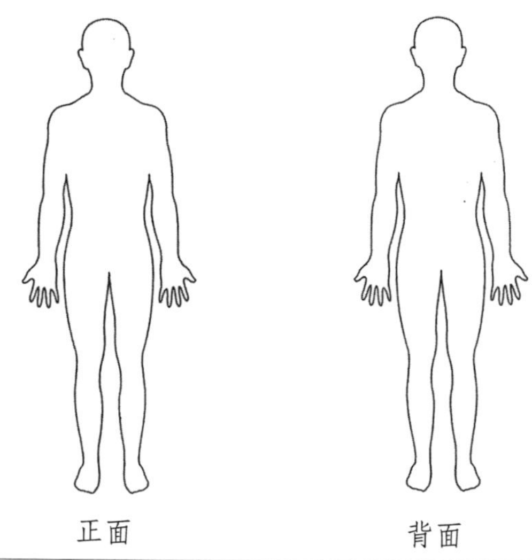

圖 4-2　MPQ 疼痛測量的圖形

資料來源：Part I of figure originally titled 'Extract from McGill Pain Questionnaire'. Reprinted from *Pain*, 1, R. Melzack, 'The McGill Pain Questionnaire：Major properties and scoring methods', 277-99, Copyright 1975, with permission from Elsevier Science.

下面某些詞句描述了你目前的疼痛，圈選出那些作為最適當描述的詞句。如果有任何類別是不適宜的，那麼跳過不管。但是在每個特定類別中，你只能挑選「單一」詞句——最符合你的疼痛情形的詞句。

1	2	3	4
閃動	跳痛	札痛	尖銳
抖動	突痛	刺痛	切割
悸動	劇痛	戳痛	撕裂
抽動		錐痛	
捶打		鑽痛	
轟擊			

5	6	7	8
捏痛	拉痛	發熱	隱隱作痛
擠痛	扯痛	灼傷	發癢
咬痛	扭痛	燙傷	陣陣劇痛
壓碎		燒焦	螫刺
痙攣			
9	**10**	**11**	**12**
鈍痛	柔性	厭煩	不舒服
酸痛	緊繃	疲憊困頓	窒息
傷痛	銼磨		
持續穿痛	割裂		
重傷			
13	**14**	**15**	**16**
害怕	處罰	惡劣	麻煩
畏懼	嚴懲	失去辨別力	困擾
恐怖	殘酷		苦惱
	凶暴		激烈
	殺戮		不堪忍受
17	**18**	**19**	**20**
延展	緊迫	微涼	絮聒
輻射	麻木	寒冷	噁心
滲透	扭曲	冰凍	苦悶
尖銳貫穿	壓榨		惶恐
	撕扯		折磨

圖 4-3　MPQ 所使用的疼痛形容詞

資料來源：Part 2 of figure originally titled 'Extract from McGill Pain Questionnaire'. Reprinted from *Pain*, 1, R. Melzack, 'The McGill Pain Questionnaire：Major properties and scoring methods', 277-99, Copyright 1975, with permission from Elsevier Science.

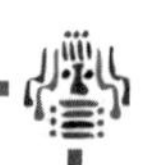

◎關於 MPQ 的評鑑

- MPQ 是最廣泛和最常被使用之多維度的疼痛測量工具，它已在各種治療計畫中被用來評估疼痛減輕程度。
- 從效度（validity，也就是測量到它所聲稱要測量的東西）的層面來看，MPQ 已被證實在評估癌症疼痛、頭痛和其他幾種疼痛症候群上具有適當的效度（*Brannon & Feist, 1997*）。
- 然而，MPQ 也受到某些批評，諸如它令人難懂的詞彙，以及不具有標準的評分格式。雖然在描述疼痛經驗的性質上具有用處，MPQ 可以取得口頭和書面兩種應答，但這兩種應答不必然等值。

其他疼痛問卷包括有簡易版的McGill（SF-MFQ），它是由Melzack在 1987 年所編製，刪掉許多描述語，但是與原來的 McGill 問卷有較強的相關，顯示了良好的複本信度（alternative form reliability，也就是採用不同的工具而取得一致的結果）。

二、疼痛的醫療處置

好幾世紀以來，醫生和其他健康從業人員已使用各式各樣方法來減緩疼痛。在採用醫療模式上，處置方式最初在性質上是針對身體層面（例如，藥物），但是現在已經認識到，最有效的是那些增補心理技術和行為技術的處置。這支持上一章所表達的觀點，也就是既然疼痛在本質上是主觀的，且受到心理因素的仲裁，因此，治療處置應該反映這樣當事人中心（person-centred）和折衷主義的取向（也就是不奉行任何一種特定的理論立場）。

㈠醫療處理

根據疼痛經驗的性質和位置，疼痛的醫療處理相當多樣化。例如，急性疼痛（突然發作）通常是以藥物處理，雖然急性疼痛和慢性疼痛（逐漸發作，經久不退）都曾以施加刺激於皮膚的方式處理，可能使用電流脈衝（貫穿皮膚的電神經刺激或 TENS），或是使用電針（針灸術）。如果慢性疼痛對任何這些處理沒有良好反應的話，那麼可能就要考慮外科手術。

1. 藥物

鎮痛藥減輕疼痛，但不會造成意識喪失。它們通常可被分為兩大類：

- 阿斯匹靈類型：這種藥物含有一種稱為「水楊素」（salicin）的有效成分，它除了具有鎮痛（止痛）的特性外，也有助於防止發炎和發燒。因為這個原因，它們也被稱為「非類固醇的抗炎症藥物（non-steroidal anti-inflammatory drugs，或 NSAIDs）。這些藥物對於受傷引起的疼痛特別有用處。
- 鴉片類型：鴉片罌粟的萃取物已被使用至少有五千年之久，它的鎮痛特性深為古羅馬人所知，雖然直到 1803 年，嗎啡（由鴉片製成的麻醉劑）才從這個化合物被分解出來。這些藥物非常強力，以非常類似於大腦中幾種神經傳導介質的方式產生止痛的作用。許多醫生不願意開出在數量上強到足以減輕劇痛的嗎啡處方。這是因為該藥物是如此強大。

近期研究集中在使用藥物以調節單胺神經傳導介質的功能（例如，5－羥色胺——serotonin，正腎上腺素——noradrenaline，和多巴胺——dopamine）。我們現在已經知道，這些藥物在哺乳類動物（包括人類）身上調節針對有害刺激的疼痛敏感性（*Budd, 1994*）。我們現在面對的挑戰之一是如何把這樣藥理上的洞察力納入疼痛的閘門控制理論中（參考前一章）。

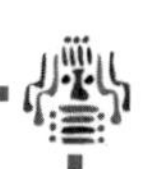

2. 貫穿皮膚的電神經刺激（TENS）

自 1970 年代早期以來，TENS 處置已被成功地派上用場，最為人所知的是用來處理關節炎病人和無痛分娩。這種方法是把電極放在皮膚的表面（覆蓋大約 4 公分的皮膚表面），然後施加電刺激。許多這樣的裝置是手提式的，透過可以再充電的電池運轉，病人能夠控制刺激的強度和存續期間以適合他們的需要。研究結果顯示，疼痛減緩不僅在刺激期間達成，也在刺激終止後延續好幾個小時。這個技術已被有效地用來處理急性疼痛和慢性疼痛兩者。

◎TENS 的評鑑

- TENS 的使用尚未被可靠地證實在減輕疼痛效果上要比藥物治療或外科手術更為有效，雖然 TENS 病人確實在控制他們疼痛上只需要較少劑量的藥物，而且較快被核准出院——相較於接受標準手術後照料的病人（*Nelson & Planchock, 1989*）。
- 對於 TENS 與安慰劑控制嘗試（病人被引導相信他們正服用鎮痛藥劑，但事實上不具有止痛的有效成分，可能只是維生素片而已）進行比較，結果發現對那些處於初次陣痛期的懷孕婦女而言，它們在減輕疼痛上並未呈現顯著差異（*van der Ploeg* 等人，*1996*）。這說明了可能有安慰劑效應（placebo effect）的涉入（例如，疼痛減輕的預期可能實際上促成了所觀察到的效果）。
- 然而，Melzack & Wall（*1982*）審閱有關使用 TENS 處理關節炎病人的研究，他們發現 TENS 產生顯著的止痛作用。此外，對於在其他治療方法後（包括外科手術）並未接受止痛措施的病人而言，TENS 也被認為具有效果。

3. 針灸術

針灸術（acupuncture）是古代中國一種有止痛作用的技術，它是把針插入皮膚特定的穴道中，然後持續地刺激穴位，可能是以電流的方式，或是透過用手轉動針。這個技術尚未被所有西方的醫療從業人員所廣泛接受（對照之下，在中國地方，它在某些類型的手術中被採用為唯一的鎮痛措施！）。實際上，甚至在該技術已相當開發的國家中，所有病人大約只有10%在接受手術以減除疼痛期間體驗充分的麻醉效果。再者，它的止痛效果不是立即的。針必須保持刺激達大約20分鐘才能產生鎮痛作用，而且該刺激必須適度強烈而不間斷。

◎針灸術的評鑑

- 雖然針灸術需要若干時間才能產生鎮痛的效果，但是一旦產生了鎮痛效果，它可以在刺激已終止後仍然持續許多小時。
- Melzack & Wall（*1982*）發現，針灸術在造成疼痛減緩上要比安慰劑更為有效；而且，既然它可以在狗和猴子身上產生麻醉作用，這就不能單單以安慰劑（或預期）效應加以解釋。再度的，這個技術發揮作用的正確機制仍然不清楚。
- 經過十年針對這個領域的研究後，Chapman & Gunn（*1990*）提出，關於針灸術的有效性，沒有任何堅定的結論可以被達成；此外，雖然作為傳統技術的另一種替代途徑，針灸術被認為相當安全，但是它被使用疼痛減除的一種措施仍然需要進一步的實驗。

4. 手術

採用手術以處理疼痛是一種最極端的方法，因此，它通常只有當其他技術都已失效後才被作為最後的手段。特別是，它已被用來減緩低背痛的症狀。當然，不是所有病人都可以從手術（就如同以其他技術）中體驗到痛覺缺失；此外，如果不順利的話，手術可能造成額外的併發症和風險。

採用手術以控制疼痛可以發生在任何層面的神經系統上。手術的可能部位包括接近疼痛部位的周圍神經。如果疼痛是局部性的，這種

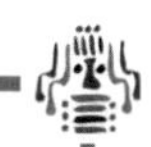

方法特別被建議。即使如此，局部性應該使得痛覺神經只造成有限的毀損，而且應該有高度把握這樣的毀損將會造成疼痛減除。這可能需要首先使用局部麻醉法，以便病人仍然能夠報告不同部位的感覺。有些病人寧願忍受原先的疼痛，也不願這樣手術可能造成的感覺完全失去。這裡可能涉及的另一個問題是，在大部分情況下，周圍神經包括感覺纖維和運動纖維兩者。因此，任何損傷或毀損除了造成感覺缺失外，也可能造成運動方面的缺損，這對大多數的疼痛受害者而言顯然得不償失。最後，對位於這個周圍截面的神經而言，它們可能再生（不像位於中樞神經系統的神經），因此，為了避免當神經再生時，疼痛可能會再度回復，整個神經截面都需要被毀損。

當手術施行於背側根部神經節時（就在脊髓的外部），這涉及只切斷感覺缺失，而不是運動缺失（神經在進入脊髓之前分離為背側分支和腹側分支）。這樣病人因此失去感覺，但保有運動；雖然根據Carson（*1987*）的報告，他們仍然苦惱於失去感覺，有些人可能發展出手術後「幻肢」類型的經驗（參考前一章）。

手術處置的其他部位牽涉到脊髓（特別是脊髓視丘的管束）和大腦本身。在前者的情況中，身體低於毀損的區域通常會完全失去感覺。因此，這種手術通常只施行在罹患末期病症的病人，他們的餘生如果免於疼痛的話將會好過些（*Brannon & Feist, 1997*）。採用腦部手術以減輕疼痛不但罕見，也顯然地非常危險，因為除了減緩疼痛外，腦部損傷會造成許多不良效應。腦前葉切開術造成疼痛減輕（根據不太關心疼痛的角度來看），卻似乎沒有感覺缺損的情形。病人顯得毫不關心這所導致的感覺，以至於他們根本沒有報告疼痛。如果施行手術於視丘和體感覺皮質（somatosensory cortex），這不但危險，也尚未被證實可以有效減緩疼痛。在較有前景的技術上，植入某些裝置到大腦中，透過刺激大腦以產生減除疼痛的效果（例如，使用微細電極植入大腦導管附近的灰白質），這已被發現有助於控制疼痛（*Carson, 1987*）。同樣的，鴉片類藥物被直接導入腦室也可以產生減緩疼痛的效果；該藥物散布到整個大腦，作用於鴉片感受器上，以較為直接的途徑減除疼痛——相較於口服、肌肉注射或靜脈注射的途徑。

三、疼痛的心理處置

前一章顯示了心理因素如何在疼痛經驗上扮演重要角色。與這個觀點保持一致，各種處置方式也考慮了心理學在減緩疼痛症狀上可能扮演的角色。這些處置包括了催眠、放鬆訓練、生理回饋、行為矯正、認知治療（包括自我效能）和多元模式的途徑（*參考 Brannon & Feist，1997，有關更廣泛的評述*）。

1. 催眠

採用催眠以減緩疼痛仍然是個有爭論的議題。實際上，甚至催眠的本質，以及它所發揮作用的機制，仍然受到強烈辯論。Hilgard（*1979*）表示，催眠是意識的一種變化「狀態」（state），個人的意識流動被分割或解離。另外，Barber（*1984*）認為催眠較像是一種概括的「特質」（trait），是個體的一種相對上穩定的特性。

根據 Hilgard 的說法，誘導（induction）歷程（被置於催眠狀態）使得個體對於暗示（suggestion）有所感應，而且控制著生理歷程，這在正常的意識狀態下是不可能達成的。Barber 不同意這個觀點，他表示受暗示性（suggestibility）在不存有恍惚似的狀態下仍然是有效的。然而，這兩位研究學者都同意，催眠是一種很有效的臨床工具，有助於控制疼痛，雖然他們也發現，那些較易受到催眠暗示的人們將可以獲得較大利益。研究證據顯示，催眠只對某些類型的疼痛有效，包括分娩、頭痛、癌症疼痛、低背痛、筋膜肌疼痛和實驗室誘發的疼痛，雖然 Brannon & Feist（*1997*）主張，這裡的重要變項是病人的類型，而不是疼痛的類型。

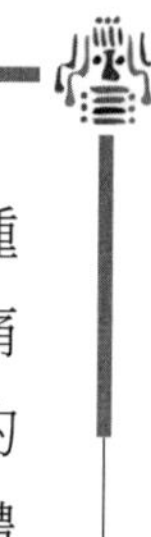

這裡的主要爭議是，催眠之所以發生作用是否經由實際上以某種方式「遮蔽」（block out）了疼痛的經驗，或者它僅是降低了對疼痛的報告（如我們在前面看到，疼痛的報告可能受到社會和文化因素的影響）。我們知道，受催眠人們給予「失去痛感」的暗示，將仍然體驗到疼痛的身體感覺，但如果催眠師已暗示他們將不會感受到疼痛，那麼他們可能報告自己不感到疼痛，Hilgard（*1979*）關於解離意識的觀念說明了這種情形的可能性。引人興趣的是，Hilgard & Hilgard（*1975*）發現，高度容易受催眠的病人給予他們感受不到疼痛的暗示，當在催眠狀態下被告訴報告所有感覺時，他們仍然評定自己的疼痛為實在的，即使他們顯現很少疼痛的行為徵兆，也很少或根本沒有以言辭表達自己的不適。

對比於受暗示性假設，Orne（*1980*）發現在催眠狀態下，人們依然顯現疼痛的行為徵兆；此外，呼吸、心跳速率和血壓等重要生理變化仍然隨著疼痛而增強。這說明個體正體驗疼痛，但是能夠把它封阻在意識之外。因此，這樣看來，催眠是在疼痛的主觀報告成分上發生作用，而不是在基礎的生理機制上。

◎催眠的評鑑

- 不論催眠效果的本質是什麼，毫無疑問的是，它有助於疼痛減除。Van der Does & Van Dyck（*1989*）評閱 28 個對燒傷病人施行催眠的研究，他們發現有一致證據顯示，催眠對於減緩燒傷疼痛（也就是人們表示他們不覺得疼痛）是一種有效的止痛法。
- 然而，沒有證據顯示，催眠可以加速痊癒過程。催眠似乎在封鎖疼痛經驗上最為成功。
- 對某些類型的人們（易受影響的人們），及對於某些類型的疼痛而言，催眠顯然可以且也確實提供了疼痛減除（止痛效果），雖然它發揮作用的正確機制仍然不清楚。

2. 放鬆訓練

這項技術遠溯至催眠術首度面世之時，它可能是用來處理疼痛的最簡易技術。雖然被古埃及人、希伯來人和西藏人用作為一種形式的治療（透過有節奏的呼吸和詠唱），但是放鬆練習的現代心理學設計必須歸功於Jacobson（*1934, 1938*）的漸進式放鬆技術。在漸進性肌肉放鬆中，人們學習一次放鬆一組肌肉，逐步進展到全體範圍的身體肌肉群，直到整個身體都放鬆下來。有各種不同放鬆技術針對於處理一系列的病情，包括高血壓、緊張性頭痛、慢性疼痛、燙傷、噁心和焦慮（例如，接受化學治療之後）。

3. 漸進式肌肉放鬆

在漸進式肌肉放鬆訓練中，醫生首先對病人解釋整個程序的理論基礎，包括說明他們目前的緊張大致上是緊繃的肌肉所引起的身體狀態。平臥在一張舒適的躺椅上，沒有令人難以專心的燈光或聲響，病人首先作深呼吸，然後緩緩吐氣。接下來，深沈肌肉放鬆開始，病人被指示首先拉緊一條選定的肌肉群（例如，腳步），然後維持所導致的張力大約十秒鐘。緩慢地，他們被要求釋放這份張力，集中精神於放鬆上，直到張力逐漸消退。然後這個程序被重複施行，集中在不同的肌肉群，就這樣地從身體的腳趾、足部、小腿和大腿往上直到肩膀、頸部、嘴巴、舌頭和額頭。病人重複這樣的吐納練習，直到他們深沈放鬆下來。在這樣經歷的期間，病人通常被鼓勵集中在放鬆的愉快感受上，在一個從 1 到 10 的量表上加以評定，或是當張力開始增加時以食指示意。一旦建立起來，這項技術可以在家中實施，自由選擇是否使用錄有他們指導者聲音（這具有安撫、平靜的作用）的錄音帶。放鬆訓練會期的長度各不相同，雖然在六到八個星期期間十次的會晤通常足以教會病人深沈的放鬆。

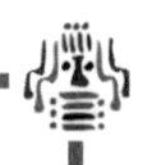

4. 靜坐式放鬆

靜坐式放鬆（meditative relaxation）源自各種宗教上的沈思、靜坐的儀式，雖然在心理學家的行使下，它在處置上已不具有宗教的涵義。根據Benson（*1974*）的設計，它結合了在安靜環境中的肌肉放鬆、舒適的姿勢、重複的吟唱、及不抵抗的態度。參與者坐下來，眼睛閉上、肌肉放鬆。然後，他們集中注意力在自己的吐納上，隨著每次呼吸無聲地複誦一個聲響（例如，「one」或「om」），持續大約二十分鐘。這可以防止使人分心的思想的浮現，且維持肌肉放鬆。

5. 自然流的靜坐

這是靜坐放鬆法的另一種替代方案，它是根源於佛教思想，已被成功地使用於處理正忍受壓力、焦慮或疼痛的人們。在這種處置中，人們並不試著經由集中注意於他們的呼吸或單一聲響而對不愉快的思想或感覺置之不理；反而，他們專注並欣然承認這些思想——隨著它們自然而然地發生。當這些思想進入意識時，他們被要求以不帶評斷的方式加以觀察，這有助於個體獲致自我洞察力，透視自己如何看待世界，以及自己背後的驅動力量是些什麼。這種「完全無礙的思想和心像」的客觀立場被認為提供了窗口以透視我們心靈的意識，協助我們透過自我發現（self-discovery）而放鬆下來。

6. 引導式意象

這個技術在程序上類似於靜坐式放鬆，除了病人在這裡是被鼓勵召喚或聯想一幅寧靜、安詳的心像（例如，深藍色的海洋有節奏地拍打海岸，或是夏日時光英國鄉間一個優美而安靜的處所）。然後，他們把注意力放在某個痛苦或焦慮的處境，但仍然保留平靜和優美的心像。引導式意象假定，個人無法同時間集中注意力於一個以上的心像——愉悅的景象如此令人動心或強有力，它防止了注意力轉移到痛苦經驗上。引導式意象的另一種變化形式是集中於想像極度不愉快的情境以封阻強烈的疼痛感受，所依賴的是強度，而不是愉悅性。這可以也涉及真實生活的情境，這樣程序稱為「機體內」（in-vivo）意象。

◎放鬆訓練的有效性

在對不同研究的評閱上，Brannon & Feist（*1997*）審查針對不同性質問題的不同放鬆技術的有效性，研究結果如表 4-1 所說明。

表 4-1　放鬆技術的有效性

問題	放鬆技術	有效性
高血壓	幾種類型的放鬆訓練	對輕度的高血壓有效 不如藥物那般有效
緊張性頭痛	漸進式放鬆法	要比安慰劑更為有效 與生理回饋同樣有效
焦慮	靜坐放鬆法	與放鬆訓練法同樣有效
慢性疼痛	自然流靜坐	優於身體治療或藥物治
焦慮	自然流靜坐	療對 90%的人們有效
來自化學治療的嘔心和焦慮	引導式意象加上漸進式放鬆法	比起「不加處理」更為有效
燙傷、燒痛	引導式意象加上放鬆法	比起放鬆治療的其他結合方式更為有效

資料來源：From *Health Psychology: An Introduction to Behavior and Health, 3/e, 3rd edition* by L. Brannon and J. Feist. ©1997. Reprinted with permission of Wadsworth Publishing, a division of International Thomson Publishing.

這項評閱指出，放鬆訓練對於治療高血壓具有效果，雖然它應該補充有藥物治療，而不是加以取代。然而，放鬆訓練對於處理慢性疼痛特別有效，雖然這些研究中有許多缺乏合適的控制組。靜坐已被顯示在減低壓力、焦慮、恐懼症和高血壓方面具有效果，而自然流的靜

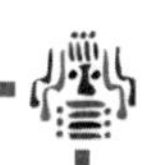

坐被證實在處理慢性疼痛上要比傳統方法（包括使用鎮痛藥）更為有效（*Kabat-Zinn* 等人，*1985*）。引導式意象被發現在疼痛管理上與靜坐和漸進式放鬆法有類似的效果。此外，當這些處置方式被審慎調整而結合起來使用時，大部分研究顯示了更進一步的效益。

7. 生理回饋

對西方世界的大部分人們而言，他們通常假定，我們不可能在意識上控制自己的生理歷程，諸如心跳速率、胃液的分泌和血管的收縮。這樣的生物功能在調節上並不需要「意識」的注意，而任何人嘗試在意識上控制自律神經系統的功能也很少成功。然而，在 1960 年代後期，隨著新科技的逐步開發，許多研究人員發現，在特選的領域中，以及對特定的歷程而言，生理回饋（biofeedback）可能實際上是可能的。生理回饋使得當事人能夠被立即反饋關於他們生物系統的現況。例如，透過充分的訓練，人們學會針對回饋而提高或降低他們的心跳速率，及甚至控制內臟的反應（例如，唾液分泌、腸的收縮、及血壓等）（*Miller, 1969*）。今日，人們甚至可以學習控制他們的腦波——利用腦波圖（EEG）的回饋。

生理回饋的性質包括了聽覺、觸覺或視覺的信號。例如，在心跳速率的測量上，通常是使用聲號；隨著心跳速率的加速或減緩，聲號的音調就分別地升高或降低。透過不斷訓練，人們因此可以針對這些提示而自主地控制他們的心跳速率。在臨床領域中，透過測量肌肉纖維的放電，肌動電流圖（EMG）可以被用來提供骨骼肌活動情形的回饋。這是經由把電極貼在所要監測肌肉的皮膚表面而記錄下來。肌肉活動的水平就反映了肌肉加緊或放鬆的程度，而這可以被用來鑑定肌肉失調（例如，臉部抽搐或肌肉痙攣），或評估治療效果。溫度回饋也可以被用來測量壓力（參考第八章），因為高度壓力傾向於收緊血管而提高皮膚溫度。心情放鬆則具有相反的效果，擴張血管而降低皮膚溫度。這種形式的回饋已被成功地用來處理偏頭痛和雷納氏疾病

（Reynaud's disease，一種血管收縮障礙，導致妨礙了血液流向手指或腳趾）。

◎生理回饋法的評鑑

- 生理回饋法通常需要昂貴的科技設備和受過良好訓練的工作人員。採購的決定通常在成本—效率的 NHS 上需要讓這些成本對稱於可預測的效益。
- 此外，從生理回饋所獲得的效益必須在證明有效性上是清楚地起因於處置本身，而不是該處置的其他某些成分。例如，透過伴隨的放鬆、暗示或甚至安慰劑效應（例如，建立在「該處置將會導致身體復元」的預期），這也可能出現病情的改善。
- 生理回饋是一種特殊的治療介入，它的效益應該區別於一般的技術，諸如放鬆法。如果所有形式的生理回饋都減低了交感神經系統（sympathetic nervous system）的喚起，那麼它們在有效性方面可以比擬於一般放鬆技術或行為治療法。
- 研究證據顯示，生理回饋法對於疼痛減除和壓力兩者具有效果，不論它是被單獨使用，或是結合其他處置方式使用（*Brannon & Feist, 1997*）。

8.行為矯正術

行為矯正術是以操作制約的技術作為理論基礎，針對於塑造或改變行為，而不是與之有關的感受。我們難以評估這些技術在處理疼痛或壓力上的有效性，部分地是因為這些身體狀況的性質。反而，疼痛行為被確認出來，且被適當地強化。Fordyce（*1974*）注意到，疼痛病人對於疼痛的反應（及他們的疼痛行為）經常受到強化。這可能是源於來自醫療人員的注意力，或是來自家庭成員的同情和慰問。治療計畫在設計上因此要針對較不合意的疼痛行為（例如，呻吟、愁眉苦臉）撤除其強化物，而對於合意的疼痛行為（例如，從事合適的身體

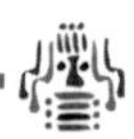

活動）提供獎賞。最後是對照特定的標準（例如，動作幅度、活動範圍、及坐著忍受的時間長度，等等）記錄下對進展情形的觀察和評定，這可以使得進展被長期監視，而且是對應於特定的處置方式。

◎行為矯正術的評鑑

- 行為矯正術已被證實在改善疼痛病人的變動性（mobility）上具有效果（*Fordyce, 1974*），雖然這樣的研究通常只涉及單一受試者設計（single-subject designs），因此限制了研究發現被類推的可能性。
- 這些研究缺乏適當的控制，因此使得我們難以拿它跟其他技術進行比較。至於那些已審查有效性的研究則顯示，採用行為矯正術導致疼痛病人活動水平的提升，而且減少了他們使用藥物（*Turner & Chapman, 1982a, b*）。

9. 認知—行為治療法

雖然這項技術仍然使用強化，但這裡的重心是放在利用內發強化物（intrinsic reinforcers）（例如，自我強化物——self-reinforcers）以改變認知和行為。這裡的假設是，經由改變疼痛病人對於事件的知覺和思想（例如，他們的解讀和「處身於疼痛」的意義），那麼這也可以改變他們對於疼痛的情緒和生理反應。這種治療是建立在Ellis（*1962*）關於理情治療法（rational emotive therapy，著眼於改變或拔除不合理的思想）的研究和 Bandura（*1977*）關於自我效能（self-efficacy，對於有信心改變疼痛的思想和行為的激勵性信念）的研究上。疼痛病人被傳授認知策略以較有效管理他們的疼痛。例如，在預防接種訓練中（inoculation training），病人被教導建設起對他們疼痛的心理免疫力，經由對他們疼痛經驗的來源作不同的思考。這些技術通常結合了放鬆法和控制的呼吸技巧。Dolce（*1987*）的研究顯示，疼痛病人的自我效能預測了他們的治療效果。有些病人在治療期間沒有顯現自我效能的提升，他們把病情改善歸之於外在因素（例如，治療人員或治療計畫），而不是歸之於他們自己的技巧和能力。研究結果發現，這樣病人較不可能實行他們為了管理自己的疼痛問題所學得的技術。他們也冒有病情復發的較高風險。

◎認知－行為治療法的評鑑

- 如同行為矯正技術，我們也難以對認知－行為治療法的有效性進行評估，這是因為牽涉到不同的樣本、技術和程序。
- 相較於行為矯正技術，認知－行為治療法傾向於只造成較不顯著的短期行為變化，雖然就帶來疼痛減除上的永久改善而言，它顯然較為成功。
- 當與其他技術（諸如放鬆技巧）結合使用時，認知－行為治療法顯得甚至更為有效。這些發現在某種程度上取決於所體驗疼痛的位置和強度；因此，這裡難以作出類推。

四、多元化的處理途徑

多元化的處理途徑不僅結合不同的處置方式，也運用對疼痛病人而言不同的傳達方式（例如，視覺、聽覺、觸覺）；因此，它們在有效性的測量上具有不同的結果。如上面所敘述，研究證據顯示，在疼痛的處理上，結合不同的處置方式和途徑已獲致有希望的結果。例如，Blanchard 等人（*1990*）採取多元化的處理途徑以比較緊張性頭痛病人接受下列四種處置方式的有效性：第一組病人接受漸進式肌肉放鬆技術，第二組接受漸進式肌肉放鬆技術再結合認知治療法，第三組接受偽（假性）靜坐技術，第四組是控制組。他們發現，根據病人所報告的頭痛指數，前兩個實驗組的改善情形顯著優於後兩個控制組，而且顯著地減少服用藥物。然而，關於這類結合式的處置和治療，它們在疼痛減除上所涉及的機制仍然相對上不明朗。我們還需要更多研

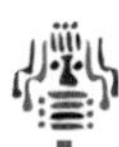

究來檢定哪種性質的處置對於何種類型的疼痛經驗最為有效。

五、綜合性的處置：疼痛診療室

對於疼痛減除的多元化處理途徑作更進一步的擴展，疼痛診療室（pain clinics）已在近年來被設立起來，在疼痛的處置上採取綜合性的處理。疼痛診療室不必然只在醫院或臨床環境中運作，而是在疼痛被管理和處置的任何背景中。疼痛診療室的目標是針對那些引起疼痛或使得疼痛惡化的因素，然後為每個病人設定適當的目標。所採取的處置方式相當廣泛，可能包括改善身體功能和改進生活風格（例如，經由增進肌力，提升自尊和自我效能，或是降低太厭倦，減少不當的疼痛行為，及撤除因為「置身疼痛」而衍生的其他附帶獲益——secondary gains）。此外，疼痛診療室也針對於減輕對藥物的過度依賴，經由提升病人在這樣情境中的個人控制和自我效能。最後，疼痛診療室也跟病人的家庭合作以有助於提升社會支持（social support）、促進病人的樂觀態度，及降低厭倦、焦慮和生病—角色行為。

六、總括

我們已看到，疼痛的測量不是一件容易的事情。不少的生理量數已被發展出來，似乎測量到疼痛的某些層面，雖然這些量數在信度和效度上可能令人有點存疑。疼痛的行為評估是一種補充的量數，它把焦點放在疼痛病人的疼痛行為上，應用行為主義理論以說明病人的疼痛行為如何可能被強化。疼痛的自我報告測量包括評定量表和疼痛問卷。我們也看到，疼痛的醫療處置和心理處置是如何多樣化，取決於所體驗疼痛的類型和所採取的理論立場。大部分疼痛病情現在是以結合醫療途徑和心理途徑的方式加以處置，使得這項區分現在較不適宜。這種結合的趨勢特別顯現在下列幾方面：健康的生物心理社會模式（如第一章的略述）被更廣泛接受、疼痛的處置上採取多元化的處置途徑、及疼痛診療室的成長。

◎進一步讀物

- Brannon, L. and Feist, J.（1997）*Health Psychology*, Pacific Grove, CA: Brooks Cole. 這本優異的教科書詳盡評閱了這方面的許多研究領域，且考慮了廣泛範圍的處置方式，以供理解疼痛和處理疼痛。
- Cave, S.（1999）*Therapeutic Approaches in Psychology*, London: Routledge. 這本教科書論述了一系列治療途徑，其中許多有助於理解和處理疼痛，包括催眠和認知行為治療法。
- Skevington, S. M.（1995）*The Psychology of Pain*, Chichester: Wiley.這本教科書從非常寬廣的視野考慮疼痛的管理和處置，且引導讀者通過一系列發展歷程，從初始的疼痛體驗，經過診療和處置的過程，再到個人因應以及疼痛對於病人和照顧者兩者的影響。

第五章

醫生—病人的溝通

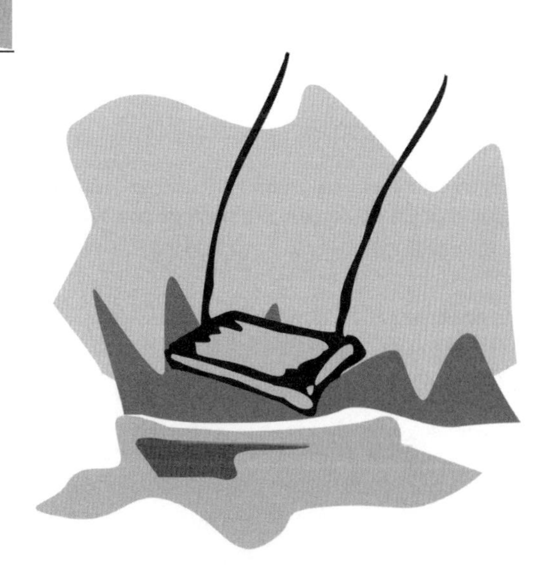

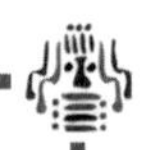

一、病人—醫療人員的關係

醫生—病人的關係被「世界衛生組織」（*WHO, 1993*）視為是良好醫療實施的基石，而且它在健康心理學中是一個非常重要的領域，這是出於許多原因。首先，研究已顯示，有60～80%所做出的醫療診斷是只依據來自診療面談的訊息，而在治療決定上也有類似的比例（*WHO, 1993*）。第二，研究還顯示，醫生和病人對於診療過程的成效不一定總是擁有相同的觀點。通常，醫生對於診療進行多麼良好，以及他們提供的建議將會被奉行的可能性有多高，總是抱著過度樂觀的態度。第三，從增進聽從醫囑的角度來看，醫生—病人關係特別具有重要性（有助於病人服用所指定的藥物——在正確時間，以正確的劑量，等等——及／或接納所提供的建議）。最後，這方面最令人關心的事項是醫生與病人之間訊息的交流，包括或許噩耗的宣布。許多醫生可能在傳達這樣訊息上沒有受過良好訓練，他們缺乏在控制診療過程上所需要的老練、機智和靈敏性，這可能使得已經深感苦惱的病人更為惡化。考慮下列摘自病人和醫生的引用句以說明這些論點：

1. 病人談到醫生

「他將會說，『嗯！好吧，我們下次再談』。但下一次，他只是匆匆帶過。他總是講贏你——隨後走出房間外；然後，當他在房間外時，你自己想著，『嗯！我接下來大概應該問他，他打算開出什麼藥方』……你步到走廊時，他的身影已那麼快消失了！」（*Tagliacozzo & Mauksh, 1972*，引自*E. G. Jaco*（*ed.*），《病人、醫生與疾病》（*Patients, Physicians and Illness*）（*2nd edn, pp. 172-85*），*New York: Free Press.*）

2. 醫生談到病人

「我應該告訴病人什麼？就我對他病情的認識中，他應該知道多少？我應該使用什麼字眼來傳達這份訊息？就我打算告訴他的消息中，他將可以理解多少？他將會如何反應？他將會如何接納我的建議？我有權施加怎樣程度的壓力？」（*Royal College of General Practitioners*,《未來的全科醫師》（*The Future General Practitioner*），*1972, p. 17.*）

㈠醫生—病人溝通的研究

1. 良好溝通的重要性

Evans 等人（*1991*，引自 *WHO*，*1993*）發現，在參加溝通技巧的課程後，醫學院學生較精通於偵察和適當應對病人的言語和非言語的線索，且能夠從病人方面誘出較多有關聯的訊息。Evans 等人以事實說明，對於參加這種課程的學生而言，他們較善於從事診斷，因為他們能夠從病人方面誘出充分而切題的資料，即使他們顯然要比控制組的學生花費較長時間誘出訊息。因此，有效的診斷並不單單取決於檢定疾病的身體症狀，也取決於較廣泛的心理和社會的因素，而這些可能需要不同的治療計畫。溝通技巧訓練對於醫學院學生的這些正面效應在全世界都被普遍發現（*Moorhead*，*1992*，引自 *WHO*，*1993*），雖然有證據指出，這樣的訓練在英國醫學院的醫學訓練中並沒有被授予重要的地位（*Frederikson & Bull*，*1992*，引自 *WHO*，*1993*）。

對比於有效的溝通技巧訓練課程的裨益性，Beckman & Frankel（*1984*）證實不良溝通的效應，他們以一組醫生為樣本，拍攝下這些醫生與上門求診病人的面談過程，總共 74 次會談。引人注目地，只有在 23%的案例上，病人有機會完成他們對於自己憂慮的說明。在 69%的求診中，醫生打斷病人的談話，引導病人朝向特定的疾患。再者，當病人只不過談論他們的病情平均 18 秒鐘後，醫生就已經打斷

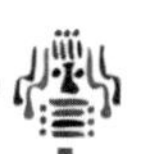

他們的談話！Beckman & Frankel表示，這樣的「控制」技術不僅妨礙病人談論他們的憂慮，可能也導致失去了否則將有助於診斷的重要訊息。在評估這項研究上，我們還應該注意，既然醫生知道這些求診過程正被錄影下來，這項研究可能實際上低估了這個問題的嚴重程度。

2. 醫生使用行話和專門術語

許多研究指出，病人相對上對於醫生所使用的複雜術語理解不多。根據估計，新近登記的全科醫生（GP）大致上已學得超過13,000個新的字詞或術語，而這些用語在診療期間可能令病人感到困惑難懂。下面提供一個實例：

> 當我第一個孩子就要出生時，醫生每天都會來產房探視，他問我，「妳有感到空虛嗎？（void，也有排尿的意思）」因此，我很自然回答「沒有」。然後沒多久，護士出現了，帶著一些令人驚慌的器具。我於是問道，「妳帶這些鬼玩意要幹什麼？」她回答，「我要幫妳插上導尿管，妳沒有排尿。」這，當然，我知道導尿是怎麼一回事。我因此說道，「妳搞錯了吧！從我住進這裡後，我每天都有小便（pee）。」〔護士忙著解釋是醫生告訴她病人沒有排尿（void）。〕我說，「他是使用那個字眼嗎？」她回答，「當然，Rusty，妳不知道那是什麼意思嗎？」我說道，「我當然不知道，為什麼他不只是問我是否小便（pee）就好了？我就會清楚回答了。」（*Samora* 等人，*1961* 引自 *Taylor*，*1995: 348-449*）

Taylor（*1995*）表示，醫生可能使用充滿行話的語言來阻止病人發問過多的問題，或是避免病人發現醫生其實不太肯定病人的問題是什麼。不論是什麼原因，使用過度複雜的語言可能製造了藩籬而妨礙有效的醫生—病人溝通。WHO（*1993*）在醫生—病人的診療諮詢上提出下列建議：

- 在病人諮詢期間，醫生應該監視他們使用專門術語的水準，而不是完全拋棄之。特別是，醫生應該監視如何最適當對病人說明診斷，提出這樣診斷背後的原因，連同這種病情管理的建議，再度地附上原因。
- 醫生也應該監視使用可能有驚駭性的字眼，像是「癌症」或「腫瘤」，即使當以否定的意味使用時（例如，「我們可以排除癌症的可能性」），因為這較可能會引發恐懼，而不是消除疑慮，特別是如果這個診斷從不曾在病人的心中浮現。
- 醫生也應該監視他們所提供建議的確實性，以便他們病人不會被虛假（不實）的確實性所誤導，或是被醫生心中不實在的疑慮搞得忐忑不安。當醫生提供建議或從事臨床診斷時，他們需要保有相當信心。

3.從事診斷

臨床決策歷程是一種特殊形式的問題解決（problem solving），通常是運用歸納推理（inductive reasoning）。這涉及搜集證據和資料以提出假設。醫生（或其他健康專業人員）在從事有見識的診斷上利用病人所提供的徵兆和症狀。在這個架構內，全科醫生首先是展開與病人的諮詢（問診），沒有對該病人的問題預存任何模式。然後，他們針對病人的歷史和症狀發問適宜的問題，且接著對於所呈現的問題提出假設。然而，實際上，醫生的臨床決策較類似於假設演繹的（hypothetico deductive）的決策模式，若干特定的假設在諮詢過程的早期被提出，然後接受醫生所挑選問題的測試（*Weinman, 1987*）。

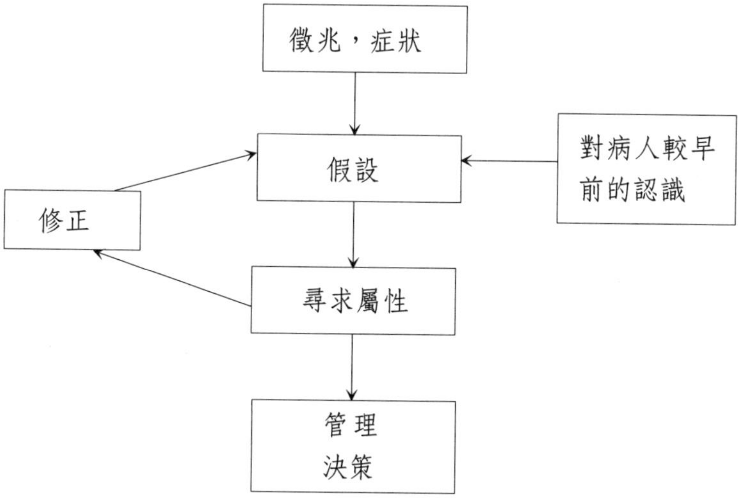

徵兆，症狀

對病人較早前的認識

假設

修正

尋求屬性

管理決策

圖 5-1　臨床決策

資料來源：Originally titled 'Diagnosis as a form of problem-solving.' From *An Outline of Psychology as Applied to Medicine*,（p. 186）by J. Weinman 1987.

上述診斷上的問題解決的階段模式（*Weinman, 1987*）包含一系列的不同階段，如下所述：

- 接觸關於病人症狀的訊息〔以理解問題的本質，以及對所呈現問題的類型形成內在表徵（internal representation）〕。
- 開展出假設（關於問題的可能起因和解決之道）。這些假設接著受到醫生著手健康問題方式的影響（例如，他們授予醫療模式的重要性——相較於生物心理社會的模式）。此外，醫生也需要考慮罹患特定疾病的相對或然率、該疾病的嚴重性、及它是否容易治療。例如，如果疾病容易治療，而不加以處理的後果會威脅到性命，那麼最好是決定加以處理，即使醫生對於該診斷不是很肯定。最後，醫生對於病人的認識也需要考慮在內（例如，病人是否經常求診於醫生）。醫生受到訓練要首先考慮可能的最嚴重診斷。一般認為，醫生最不良的恐懼之一是未能診斷出嚴重的病情（例如，其實是肺癌，而不是胸腔咳嗽）。

- 尋求屬性（證實或反駁原先的假設）。研究已顯示，醫生的詢問容易偏向於證實他們原先的假設，而新的證據甚至可能被扭曲以支持原先的假設（*Weinman, 1987*）。這個問題有一部分是在於，就像所有的問題解決者，臨床醫生發現自己難以尋求否定的屬性，反而是尋求確認的證據（*Mac Whinney, 1973*）。例如，醫生可能在起初就假設病人有心理問題，這可能使得醫生把注意力都放在病人的心理狀態上，而忽視了病人嘗試談論他們的身體症狀。
- 從事管理上的決策（上述步驟的結果），醫生從而決定未來的走向。Weinman（*1987*）特別指出，診療的結果不是絕對的實體，反而它本身也是假設，隨著未來事件可能受到支持或反駁。

4.醫生變異性的效應

醫生在上述歷程中可能變動不定，因為他們可能：

- 接觸到關於病人症狀的不同訊息。
- 開展出關於疾病起因和治療的不同假設。
- 接觸到病人健康狀況的不同屬性而確認或反駁假設。
- 在尋求證實他們原先的診斷上顯現不同程度的偏差。
- 因此獲致不同的管理決策。

所有這些因素可能都在醫生—病人諮詢上（及實際上在更寬廣的醫生—病人關係上）扮演一部分角色。因此，這裡的重點是，從有助於每個階段的決策歷程的角度來看，醫生—病人的關係非常重要。反之，溝通的障礙可能造成醫生做出不正確的診斷，從而為不當的管理或治療方式鋪設了舞台。

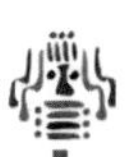

二、順從醫療建議

順從（compliance）可以被界定為「病人的行為（從按時服用藥劑、遵循規定的飲食或其他生活風格變化等方面來看）符合醫療或健康建議的程度」（*Haynes* 等人，*1979*）。另外，在病人積極健康的恢復和增進上，健康心理學家和醫療從業人員已逐漸被視為重要的媒介之一。「順從」這個字眼曾被批評給人有權威的印象，所以在文獻中，研究學者逐漸傾向於使用「堅持」（adherence）或甚至「治療結盟」（therapeutic alliance）以表明病人和健康專業人員雙方較為合作性的關係（*Pitts & Phillips, 1998*）。令人訝異地，研究證據顯示，幾達 50%的慢性疾病（諸如糖尿病和高血壓）患者並未順從他們的服藥指示（*Ogden, 1996*）；此外，順從的程度與所罹患疾病的嚴重性沒有直接相關。因此，這說明可能有心理因素涉及不聽從服藥指示的行為。

除了這些明顯的健康關聯外，不順從行為也有財政上的牽連。例如，1980 年，因為不按照指示服藥，美國有三億九千萬到七億九千萬美金的醫療經費被無端「浪費」（*Ogden, 1996*）。當然，測量本質上不存在的行為特別有所問題，我們只能從不順從行為相對上較容易測量的若干層面著手（*Pitts & Phillips, 1998*）。

㈠預測病人的順從行為

Ley（*1981,1989*）提出病人順從行為的一個認知假設模式，它顯示經由結合病人對診療過程的滿意度、病人對所交付訊息的理解，以及病人對這份訊息的回憶，我們可以預測他們的順從行為，如圖 5-2 所說明。

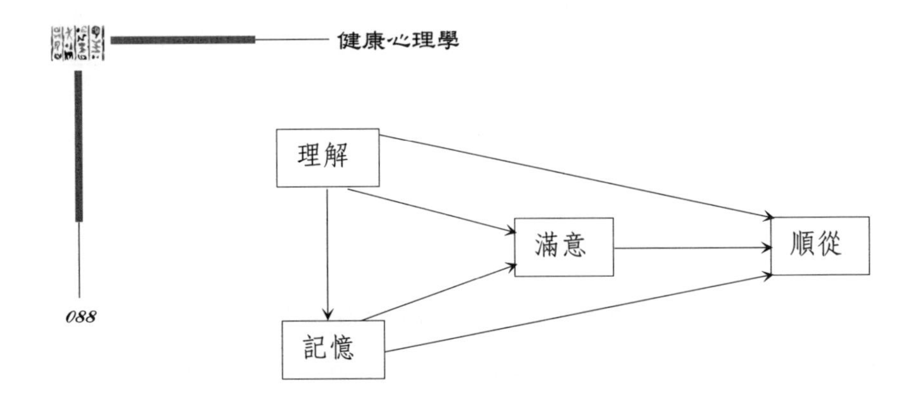

圖 5-2　病人順從行爲的模式

資料來源：Originally titled 'Relationships between understanding, memory satisfaction and compliance'. By P. Ley 'Patients understanding and recall' in D. Pendleton and J. Hasler *Doctor-Patient Communication*, with permission from Academic Press Ltd.

◎Ley 順從模式的評鑑

Brannon & Feist（*1997, p. 165*）表示，健康心理學上有用的理論或模式應該是：

- 促成重要的研究。
- 組織觀察和解釋觀察。
- 協助醫療人員預測行為和改變行為。

Ley的模式在某種程度上符合所有上述的標準，如下列研究所指出。

㈡病人的滿意度

Ley（*1988*）審閱 21 項住院病人的研究，他發現英國一般診療病人中共有 28%對他們所接受的治療感到不滿意。住院病人所報告的不滿意率甚至更高，有 41%對他們的治療感到不滿意。進一步的調查發現，不滿意是起因於診療的各個不同層面，特別是健康專業人員的情

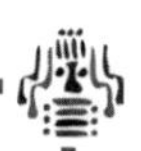

感層面（例如，缺乏情緒支持和體諒）、行為層面（例如，開藥方，適當的講解），和能力層面（例如，診斷和轉診的適宜性）。Ley（*1989*）發現，病人滿意度也包括診療的內容。在這方面，他發現病人是「訊息尋求者」（information seekers，也就是想要知道關於他們病情儘可能多的訊息），而不是「訊息遲鈍者」（information blunters，也就是不想要知道他們病情的真正嚴重性），即使那意味著收到壞消息。這些發現在別處的癌症診斷上被重複驗證，有超過 85%的病人想要知道關於診斷、治療和預後的所有訊息（*Kelly & Friesen, 1950; Reynolds* 等人，*1981*）。同樣的，在審視關於末期病症的 9 項研究上，60～98%的病人想要知道他們的壞消息（*Veatch, 1978*，引自 *Ley, 1982*）。然而，有某些證據指出，有為數不多但適度比例的病人不想要知道關於他們癌症和心臟病的真相（*Kubler-Ross, 1969; Hackett & Weisman, 1969*）。這些發現可能是源於（至少部分地）這些研究施行的期間所盛行的態度。研究顯示，自 1960 年代後期和 1970 年代以來，人們在這方面的態度已發生改變，朝向想要尋求較多關於他們健康和疾病的訊息。

㈢病人的理解

病人是否瞭解他們病情的本質、他們被建議的治療措施和這樣的治療所涉及的歷程，這顯然與他們的順從行為有強烈關聯。Boyle（*1970*）要求病人使用檢核表界定一系列不同疾病，他發現只有 85%能夠正確界定關節炎，80%正確界定支氣管炎，77%界定黃疸病，及只有 52%界定心悸。Boyle 也要求病人指出各個器官的位置，他發現只有 49%能夠正確指出肝臟的位置，42%指出心臟的位置，及只有 20%指出胃部！其他研究顯示除了重要器官的位置，醫生也有必要解釋疾病的起因和嚴重性。Roth（*1979*）發現，雖然病人對於吸菸行為與肺癌之間的因果關係有良好理解，50%病人認為吸菸引起的肺癌在復原上有良好預後，但事實上這個疾病是致命性的。Roth 也發現，有 30%的病人認為高血壓只要接受治療就可以康復，但事實上它只能被管理

（例如，透過生活風格改變），而無法痊癒。

㈣病人的回憶

病人可能報告對他們的診療相當滿意，也對他們的病情有良好理解，但如果他們不能記住被交付的建議，那麼這將會影響順從程度。Bain（*1977*）以一組接受全科診療的病人為樣本，測試他們的回憶。他發現有 37%的病人無法記得他們被指定藥劑的名稱，23%無法記住服藥的劑量和頻率，及 25%無法記住治療的有續期間。Crichton 等人（*1978*）發現 22%的病人在拜訪他們的全科醫師後已忘記他們被建議的治療措施。Ley（*1989*）發現下列心理因素在順從行為上有助於增進對訊息的回憶：

- 焦慮的降低。
- 良好的醫學知識。
- 較高的智力水平。
- 陳述的重要性和次數。
- 初始效應（primacy effects，我們對最先告訴我們的事情記得最牢靠）。

然而，不同於某些刻板印象，年齡對於回憶的成功率沒有太大影響。Homedes（*1991*）的研究也支持這些發現。他報告有超過 200 個變項已被發現影響順從行為。他將之歸納為：

- 病人的特性。
- 治療措施的特性。
- 疾病的特徵。
- 健康照顧供應者與病人之間的關係。
- 臨床背景。

練習題

利用上面摘述的研究，再加上你自己關於健康心理學的知識，說明你如何能夠促進下列這位病人的順從行為。這位病人的資料如下：女性，32歲，患有糖尿病、有全職工作，且近期透過參加當地一所大學的夜間課程而完成了「人類生物學」的學分。考慮「口頭訊息 vs.書面訊息」的重要性、初始效應、及你的建議的訊息水準和壓力因素。嘗試找到支持你的建議的研究。

三、住院的心理層面

對於住在工業化社會的大部分人們而言，他們在生活中應該都至少住過一次醫院；對少數人而言，住院可能是他們生活的常態（*Pitts & Phillips, 1998*）。住院帶來了每天例行工作的變動，且失去個人隱私和自主性。Taylor（*1995*）調查住院對病人造成的心理效應，他發現從登記入院那一刻起，病人就不斷對於他們的疾病或機能失調感到焦慮、對於住院的前景感到侷促不安、及對於他們無法履行自己的角色義務感到憂心忡忡。在這同時，病人被期待有所助益、協力合作、及「實踐」他們依賴的角色，不要過度挑剔，但另一方面身體卻是被限制在醫院的病房！他們在醫院裡可能顯現各種心理症狀，特別是焦慮和憂鬱。有些病人擔心檢驗結果或外科手術，這可能造成失眠（不正常的睡眠型態）、令人驚嚇的惡夢、及無法集中注意力。

此外，病人與醫院工作人員（如護士）之間的溝通可能更進一步添加焦慮，特別是如果工作人員因為擔心病人可能誤解或更為焦慮而壓抑某些訊息。這樣的混淆（困惑）和缺乏溝通可能造成病人採取「醫院病人角色」（hospital patient role），它是這種社會化歷程的結果（*Taylor, 1995*）。在這樣角色中，病人的主要任務是以良好舉止取悅醫生和護士，遵從指示，及充分配合醫院的期待和規範。護士強化這個「好病人」角色及伴隨的被動、消極、不強求而合作的行為。對照之下，「壞病人」可能經常發問問題、抱怨或懷疑他們的治療。醫院工作人員對這樣病人的反應可能取決於他們疾病的嚴重性。當病人的病情嚴重時，他們的抱怨通常被原諒；至於病情不嚴重的病人發出抱怨時，這往往引起工作人員的煩躁或惱怒（*Leiderman & Grisso, 1985*）。

許多研究學者指出，扮演「好病人」的角色不一定就是最有效的復原途徑，因為病人並沒有在自己的照顧上採取積極主動的角色，也可能疏於報告新型態或變化型態的症狀（*Pitts & Phillips, 1998*）。這樣的背動性可能發展成「學得的無助」（learned helplessness）的感受，也就是病人最終認為他們無法改變自己的處境（*Seligman, 1975*）。

最後，病人與他們照顧者之間所存在的「從屬語言文化」可能對住院反應也有不利影響。例如，照顧者可能傾向於採取「哄騙」的語言風格。雖然語言使用從不是中性的，但是在這個背景中，它可能被病人和醫療人員雙方視為維持或甚至增進角色上的差異。顯然，心理學在強調這些人際溝通的問題上有重要的角色扮演，它可以建議「安慰」如何以相互尊重的方式被表達或請求。

四、手術的準備

如果住院帶來了所有上述附隨的困擾，那麼手術和其他高壓性的醫療程序的準備工作就需要考慮更多的問題。醫療人員應該完成的準備工作在數量和性質上有很大變異，取決於醫院環境的性質、手術的類型及病人的特性。手術涉及麻醉、疼痛的預期、及身體器官的切開和縫合等經驗的結合。這每一個事件本身就充滿壓力，更不用談當結合起來時可能特別難以預先防範和對付（*Pitts & Phillips, 1998*）。

手術的準備工作利用到各種臨床評定技術（例如，焦慮的評定）、身體指標（例如，血壓）及手術前藥物處理（例如，減輕疼痛的鎮痛

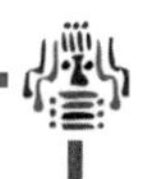

藥）。在所有這些措施中，最重要的是呈現給病人的訊息，這可以分為兩大類：

- 程序的訊息：這是告訴病人所要採取的程序，包括手術的準確時間和長度。
- 感覺的訊息：這是告訴病人他們可以期待將會體驗的感覺，諸如疼痛的性質和期間。

此外，醫療人員也應該給予病人指示，以說明怎樣行為可以有效促進康復（例如，臥床療養、適度運動，等等），怎樣行為則應該避免（例如，搔癢、吸菸，等等）。這當然將隨著手術的類型和性質而變動。

研究顯示，醫療人員對於病人在準備手術上的個別差異（例如，個性差異）的察覺也有不少用處（*Pitts & Phillips, 1998*）。當健康專業人員認識病人的特性時，這可能有助於他們為病人瞄準目標在適當水準的適當數量的訊息上，以便減輕病人的焦慮和促進理解。同樣的，在面對手術的展望上，病人所偏好的應付風格（管理壓力事件上的認知和行為的努力）各有所不同。有些病人可能是「訊息尋求者」，要求知道關於他們手術所有層面的訊息；另有些可能是「訊息遲鈍者」，他們寧願不知道關於自己手術的訊息。近期的證據顯示，前者範疇的病人越來越多。

有效的手術準備所產生的效益包括生理和心理兩方面生理效益包括壓力的減輕，這接著降低交感神經系統的喚起，而且增進有關的免疫系統（immune system）的功能。心理效應包括焦慮和憂鬱的減輕，以及個人控制水平的提升。所有這些效益接著促進了有效的復原。

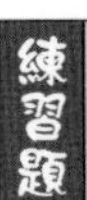
練習題

想像你明天就要住院接受小型手術。你很可能將要在醫院待上一個星期。列出你所有重大的關心事項，特別是有關於(1)當你在醫院時可能引起你焦慮的社會、心理和環境的因素，以及(2)你對於手術本身的憂慮。心理學家如何提供協助以使得這種經驗較不具壓力？

五、總括

我們已看到有效的溝通在病人—醫療人員關係上的重要性，也看到健康心理學在這個領域可能扮演的角色。病人的滿意度和順從行為決定於許多因素，特別是其中某些心理因素。對大部分人們而言，住院和手術是重大壓力的來源。心理學在這方面可以扮演關鍵的角色，它可以協助辨識病人的苦惱和焦慮的徵兆。侵入性的醫療程序需要作審慎的準備，以減輕焦慮和憂鬱，且協助促進康復。這方面的處置可能包括利用臨床評定技術、身體指標和手術前藥物處理。

這個歷程的核心是提供給病人的訊息。訊息的性質和範圍應該審慎考慮和編排以便符合病人的需求和需要。最重要的，這一章顯示，病人是獨特的個體，如果我們想要加強治療效果和促進復原的話，我們應該以敏銳、尊重和體諒的態度對待病人。如果醫療從業人員把重點只放在身體或醫療因素上，這不足以構成有效的健康照顧。對於「優良醫生」或「優良護士」而言，他們被認為應該擁有溝通、關懷和諒解這些有價值的心理技巧。

◎進一步讀物

- Ogden, J.（1996）*Health Psychology: A Textbook*, Buckingham: Open University Press.這本教科書對於醫生—病人溝通和健康專業人員的健康信念的角色提供了透徹的評論。

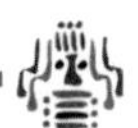

- Pitts, M. and Phillips, K.（eds）（1998）2nd edn. *Health Psychology: An Introduction*, London: Routledge.這本教科書提供優異的兩個章節專門論述醫療諮商本身以及治療的經驗，它們囊括了這個領域廣泛的當代研究。
- Taylor, S. E.（1995）*Health Psychology*, New York: McGraw-Hill.這本廣博的健康心理學教科書包含兩個非常易讀的章節論述健康設施的使用和病人—醫療人員的互動。總括起來，它廣泛討論了醫生—病人溝通、住院和高壓醫療程序的準備工作等主題。

第六章

疾病的心理因素

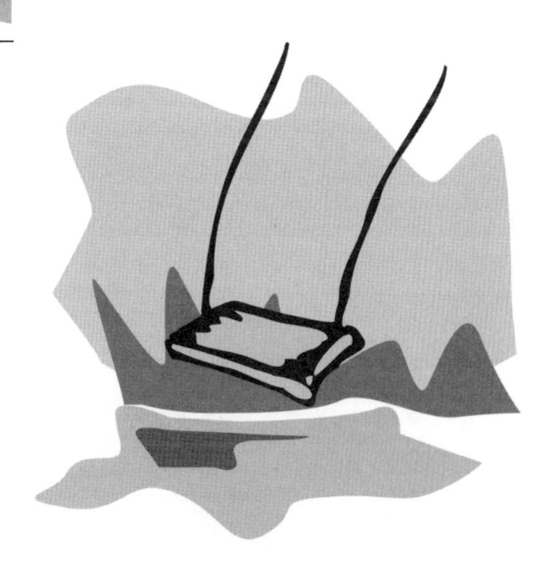

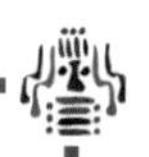

一、健康方面的心靈—身體議題

第一章中，我們考慮了健康方面的醫療模式和生物心理社會模式的性質和假設。基本上，醫療模式把重點放在健康問題的身體起因上（例如，病菌、基因和化學物質）；因此，它擁護身體的治療方式（例如，藥物）。心靈在這裡是從身體的角度被看待（也就是視為大腦的作用）；因此，它對待心靈無異於它對待大腦。健康的生物心理社會模式填補了這個進程的裂縫，它顯示所有生物、心理和社會的因素如何在健康上交互作用。這是否牽涉到這裡的心靈議題仍是有爭議的問題。但是至少，這個模式容許非身體因素有影響我們健康的可能性。這個議題仍然是健康心理學上重大的挑戰之一。

在當代健康心理學上，數以百計的研究已說明「心靈支配物質」可以改善我們的健康，協助我們減重及甚至「治癒」癌症。然而，這所涉及的正確仍然難以捉摸。「心靈」的概念在定義上缺乏可以觀察和可以檢驗的性質，這已導致許多行為學家否決它的存在。另一方面，許多健康心理學家表示，我們忽略了我們的心靈（精神、意志）在承擔風險上的力量。大量研究報告了心像、放鬆訓練法和非西方治療技術的顯著效果，這說明在健康方面還有不為人所知的更深一層道理。我們需要做的是找出潛在歷程、控制該能量，將之導引到改善我們健康的方向。

二、心理因素在慢性健康問題上的角色

如第二章所討論的，慢性健康問題通常是一些無法治癒的疾病，而是必須由病人和健康專業人員共同加以控制和管理。慢性健康問題

的例子包括心臟病、癌症、糖尿病和關節炎。所有這些病情都有心理因素涉及它們的初期發作、管理和治療。事實上，我們可以表示，因為這些「現代生活的疾病」在本質上是多重因素構成的（也就是，許多因素牽涉在內，包括生活風格），心理學在它們的預防、管理和治療上跟醫學本身有同樣重要的角色扮演。這一章因此將主要針對心理學在三個重要慢性疾病的領域和高死亡率上所可能作出的貢獻：HIV/AIDS、癌症和冠心病（coronary heart disease, CHD）。

三、慢性健康不良問題

㈠後天免疫不全症候群（AIDS）

AIDS（acquired immune deficiency syndrome）的第一個個案上在1981年的美國被診斷出來（雖然我們現在已經清楚，早在那個時間前就顯然有AIDS的孤立個案）。在那個時候，AIDS被認為是特別針對同性戀行為的疾病，因此被稱為 GRIDS（gay-related immune deficiency syndrome）。因為這個不實的信念，許多理論被提出以試著說明為什麼這個新疾病在同性戀人士這之間流行。例如，某些理論指出，AIDS是過度使用迷幻藥物（例如，「poppers」——一種毒品）或過度暴露於精液的結果，它們因此把注意力放在同性戀人士被認為的生活風格上。1982 年，也就是一年後，AIDS 也發生在血友病患者身上。這使得當時盛行的理論不再把焦點放在生活風格上，反而移到視AIDS為一種濾過性病毒。血友病患者是透過注射「Factor VIII」（捐血中的一種血凝素）而感染這樣的病毒。1984 年，人體免疫不全病毒第一型（HIV 1）被檢驗出來；且在 1985 年，HIV 2 在非洲被檢驗出來。這種病毒似乎專門經由含有細胞的體液的交換而傳染，特別是精液和血液。

HIV 與 AIDS 之間的關係相當複雜，從 HIV 到 AIDS 的傳播途徑仍然處於研究中。我們現在知道，AIDS 所涉及的病毒媒介是反向病毒（retrovirus，一種含有核糖核酸（RNA）的病毒，它可以把自身的遺傳物質轉化為它的寄主細胞的去氧核糖核酸（DNA），因此導致癌症或免疫系統功能不足）。這個反向病毒被稱為「人體免疫不全病毒」（HIV），它特別針對於攻擊免疫系統的幫手T細胞和巨噬細胞。從感染該病毒到發展出 AIDS 的症狀，這個期間有很大變異，有些人很快就發展出該症狀，另有些則可能高達 8 或 9 年以上仍然免除症狀。因此，個人可能在HIV血清檢驗上顯現陽性（＋），但仍然多年來沒有被診斷出 AIDS，雖然他們仍然可能把病毒傳給他人。還有些人可能感染 HIV 病毒，卻沒有繼續發展為「完全的」AIDS。

㈡心理學在 HIV 和 AIDS 研究上的角色

HIV主要是因為人們的行為而傳染（例如，性行為、與受到感染的吸毒者共用針頭），因此，在預測「高風險」的人們（或團體）、解釋冒險行為和管理這個領域的治療措施上，心理學有關鍵的角色扮演。特別是，健康心理學認為，如果我們能夠理解這個領域的態度和信念，這將在改變行為上很具有影響力。然而，一般也承認，單單態度本身可能不是行為的良好指標。在 HIV 和 AIDS 的研究上，我們也應該考慮更寬廣的因素，這包括易感性、從 HIV 到 AIDS 的進展和壽命等相關議題。Ogden（*1996*）提出了一個模式以囊括這些要素，它顯示了心理學在 HIV 和 AIDS 上的可能角色（參考圖 6-1）。

這個模式說明，不同的心理因素可能在疾病發展的不同階段上發揮影響力。這些因素摘述如下。

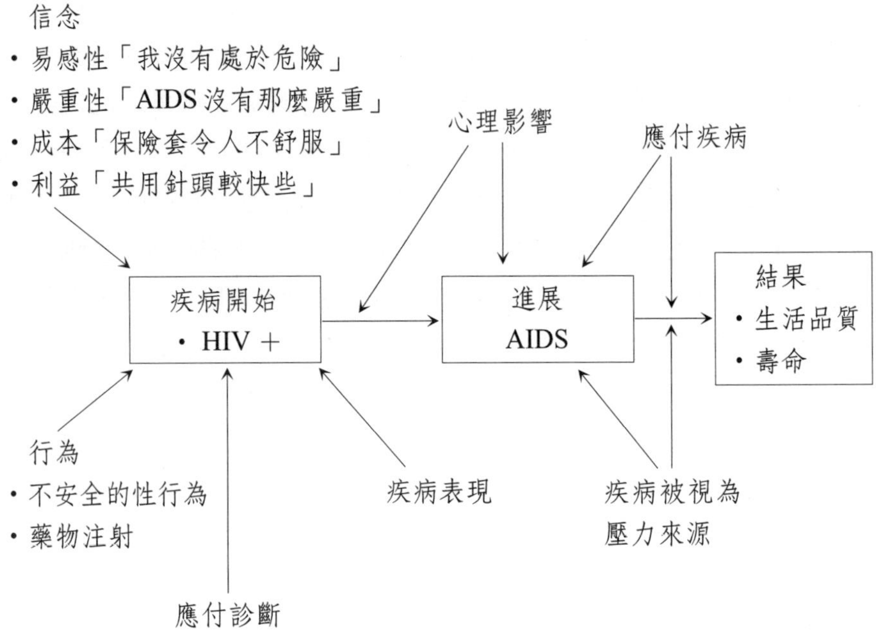

信念
- 易感性「我沒有處於危險」
- 嚴重性「AIDS沒有那麼嚴重」
- 成本「保險套令人不舒服」
- 利益「共用針頭較快些」

心理影響
應付疾病

疾病開始
- HIV＋

進展
AIDS

結果
- 生活品質
- 壽命

行為
- 不安全的性行為
- 藥物注射

疾病表現

疾病被視為壓力來源

應付診斷

圖 6-1　心理學在 HIV 和 AIDS 上的角色

資料來源：Originally titled 'The potential role of Psychology in HIV'. J. Ogden (1996, p. 260) with permission from Open University Press.

1. 易感性

不是每個人暴露於HIV病毒都會成為HIV—陽性。心理因素可能影響個人成為HIV—陽性的易感性。例如，有些人在身體上要比別人較容易受到感染，或許是因為壓力等因素；另有些人否認自己的風險，因此沒有採取適當的預防措施，而提升了他們的風險。關於上面所提的態度，許多研究已顯示，不僅在對待HIV和AIDS的態度上存在著個別差異（例如，在使用注射性毒品的團體內），而且隨著時間也發生態度的變化。實際上，英國的一項研究試著探討個人的風險知覺與他們對於HIV和AIDS的認識之間的關係，它顯示雖然對於HIV

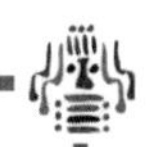

傳染途徑有高度的認識，許多大學生仍認為自己相對上不會受到AIDS的侵犯（*Abrams* 等人，*1990*）。他們抱持廣泛的「否定風險」的信念，從徵候不是那麼明顯，他們的伴侶並沒有性關係雜亂，以迄於他們伴侶是來自被認為不具有高度風險的地區。這支持 Weinstein（*1984*）在健康心理學上的研究，它顯示許多「高風險」人們是「不切實際的樂觀主義者」（他們抱持「那將不會發生在我身上」的強烈信念）。這可能是基於個人在該問題上缺乏經驗，或是個人相信該問題可以經由自己的行動加以避免。人們可能也認為該問題在未來將不會出現，因為它迄今也沒有發生，或是認為該問題極少發生。所有這些因素可以適用於 HIV 和 AIDS。因此，健康教育活動已試著經由培養安全性行為的習慣（例如，透過使用保險套）以改變態度和行為，雖然我們現在已經認清，倡導安全性行為要比一般認為來得複雜些，不僅是增進知識和提供設施而已。

2. 進展

從 HIV 進展到 AIDS 的時間變化不定。心理因素可能在促成 HIV 病毒的複製上扮演一部分角色。例如，有些研究指出，注射毒品進一步刺激免疫系統，而病毒的複製可能受到進一步暴露於HIV病毒的影響。此外，接觸毒品可能具有免疫抑制的效果（也就是進一步降低免疫系統的效力），或其他病毒（諸如複合疱疹）可能也促成HIV病毒的複製。Sodroski等人（*1984*）表示，壓力或苦惱可能也促成該病毒的複製，造成從 HIV 到 AIDS 的加速進行。從減緩疾病進程的角度來看，心理學在這裡顯然有清楚的角色扮演，例如，透過化解社會上的同性戀恐懼症（homophobia）（因此減輕同性戀人士的苦惱），或透過消除那些已經感染HIV人們的毒品濫用行為和進一步的風險行為。

3. 壽命

不是每個感染 HIV 的人都會死於 AIDS。透過鼓舞積極的信念和倡導有益健康的行為，心理的因素和處置可以促進壽命。研究已顯示，這樣的因素可以影響個體的免疫抑制（immunosuppression）的狀態，雖然這之所以發揮作用的正確機制仍然不清楚。例如，Soloman等人（*1987* 引自 *Ogden*，*1996*）追蹤21位AIDS病人，他們發現病人的存活可以從下列因素預測出來：

- 他們在基準線（他們感染該疾病的時候）的綜合健康情形；
- 他們有益健康的行為；
- 堅毅（hardiness）的程度（*Kobasa* 等人，*1982*）（一種應付風格，建立在擁有高度的個人控制）；投身參與（例如，找出他們工作的意義、個人的價值和人際關係）及挑戰（視有潛在壓力的事件為一種挑戰）；
- 社會支持的程度（例如，來自朋友、親戚等等的心理支持）；
- C型行為（自我犧牲、自我歸咎、不顯露感情）；
- 因應策略（例如，情緒對準焦點和問題取向的策略）。

Solomon & Temoshok（*1987* 引自 *Ogden*，*1996*）的追蹤研究顯示，C型行為（Type C bebaviour）與壽命無關，雖然憤怒和敵意的表達確實促成了良好結果。然而，這兩項研究雖然在性質上是前瞻性的，它們只包含少量樣本，這限制了這些發現可以被類推到相似人口的程度。

㈢臨時摘要

HIV 和 AIDS 的研究說明了心理學在疾病的不同階段上的角色和價值。心理因素相當重要，不僅是因為它們有助於理解當事人對於HIV和AIDS的態度及信念，也是在於它們影響了「有風險」的行為、個人是否容易感染該病毒，一旦感染後該病毒複製的速度、及甚至個人後續的壽命。

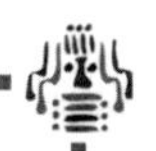

㈣冠心病（CHD）

冠心病是對於由動脈粥樣硬化症（atherosclerosis，供應血液給心臟的血管，即冠狀動脈的窄化）所引起疾病的一種通稱。當這些血管變得狹窄或堵塞時，氧氣和營養物質傳送到心臟的管道變成部分或完全地阻斷。因為暫時缺乏氧氣和營養物質，這經常引起當事人的心臟疼痛。這種情況被稱心絞痛（angina pectoris，或稱狹心症），它造成疼痛擴展到整個胸部和手臂。當發生嚴重缺乏氧氣和營養物質時，這可能導致心肌梗塞（myocardial infarction）或所謂的心臟病發作。

研究已顯示，許多因素可能促成心臟病（*Ogden, 1996*）。這種病症特別是經常發生在男性和老年人身上（它造成了 65 歲以下男性 33% 的死亡率，以及所有死亡率的 28%）。它也具有家族的成分，當個人患有心臟病時，他們後代有較高機率也會發生這種病症。已知的風險因素包括高血壓、糖尿病、吸菸、肥胖、高血清膽固醇、及缺乏運動。

㈤心理學在 CHD 上的角色

上述因素中有些較易於改善，而心理因素可以在這個過程中扮演關鍵的角色。這可能包括預測和改變行為上的風險因素，或是（例如）病人的復健（*Ogden, 1996*）。

1. 預測和改變行為上的風險因素

這可能包括協助當事人戒菸。根據 Ogden（*1996*）的報告，對於每天吸菸達 20 根的人們而言，他們在中年時罹患 CHD 的機率是一般人的三倍高。如果戒菸的話，他們可以減低再度心臟病發作的風險達 50%。此外，飲食上的規劃——減少攝取飽和脂肪及增加攝取植物纖維——也已被證實有助於預防心臟病。高血壓是 CHD 的重大風險因素，它可能受到遺傳因素、肥胖、過度酒精攝取和過度鹽分攝取等所影響。同樣的，心臟病也被認為與高度壓力再加上低度社會支持和低度自覺控制有關（*Karasek & Theorell, 1990*）。最後，Friedman & Rosenman（*1959*）關於個性與心臟病之間關係的經典研究率先指出，A 型行為型態的人們（他們的特徵是富有競爭心、敵意、匆忙而急迫）要比B型行為型態的人們（特徵是放鬆、安穩而閒適，不匆匆忙忙）冒有CHD 的較大風險。後續的研究嘗試驗證個性與心臟病之間的這項關聯，然而，它們或者無法重複取得這些發現，或者就是導致有必要考慮可能「調節」這項關係的其他變項（例如，年齡和工作類型可能調節這些效應）。顯然，這方面關係要比最初所提議的更為複雜。

2.心理學與CHD病人的復健

心理學在這方面也已做出重大貢獻，透過鼓勵 CHD 病人改善他們的風險因素以防範心臟病復發，這當然包括像是多從事運動、改變A型行為、戒菸及飲食規定等。不同於某些信念，當經歷心臟病發作而存活下來後，這不必然會增加再度發作（重複梗塞）的風險。實際上，有一項長達 5 年的縱貫研究包含 1000 位都經歷過心臟病發作的參與者，它顯示A型行為改良計畫如何降低了心臟病復發的風險——相較於控制組（*Friedman* 等人，*1986*）。該計畫是把重點放在討論參與者的信念和A型行為的價值、減輕工作要求、練習放鬆技術及改變參與者的認知結構上。這項研究不僅顯示A型行為可以被糾正，也顯示當它被糾正時，它可以具有防止心臟病復發（重複梗塞）的功能。

練習題

利用上述的研究發現，為 Steve 設計一個簡要的保健計畫，他的資料如下：單身，38 歲的業務經理，不久前發生過心肌梗塞（心臟病發作）。他身高 5 呎 6 吋（168 公分），體重 13 英石（82.5 公斤），每天吸菸 10 根，而且認為每個星期工作 60 個鐘頭是獲致快樂、財富和前途的唯一方式！

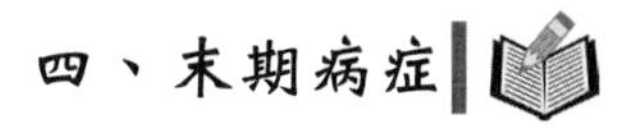

四、末期病症

㈠癌症

癌症被界定為任何的惡性腫瘤，它起因於細胞異常而不受控制的分裂，因此侵害並破壞了周遭的組織。腫瘤可以分為兩種：⑴良性（benign）腫瘤，不會擴散到整個身體；⑵惡性（malignant）腫瘤，顯現轉移現象（metastasis，細胞從腫瘤斷裂而遷徙到其他組織的歷程）。癌症細胞可以分為三種：⑴癌腫（carcinomas），它構成了所有癌症細胞的 90%，起源於組織細胞；⑵肉瘤（sarcomas），起源於結締組織；及⑶血癌（leukaemias，白血球過多症），起源於血液。

㈡癌症的流行率

1991 年，根據報告，全球每年有六百萬個癌症的新個案，而世界上所有死亡人數中有 1/10 是癌症所引起（*Ogden, 1996*）。在英國，癌症與冠心病是死亡的共同首因，再連同那些慢性疾病就占去了幾近一半的所有死亡人數。在這個資料內，癌症死亡率明顯存在著性別差異：女性較容易罹患乳癌（20%的死亡率），男性則較容易罹患肺癌（36%的死亡率）。雖然癌症死亡的整體發生率似乎並未提升，但女性肺癌的發生率在過去幾年中穩定地提升，部分地是因為相對上男性吸菸人口較大量降低。

㈢心理學在癌症上的角色

雖然心理學對於癌症的緩和性影響（也就是作為暫時的緩解，而不是治療）最先是由 Galen 在西元 200～300 年所提出，但是直到近期以來，這份關係才受到系統化的研究。85%的癌症被認為是可能避免的，因此，心理學在癌症的所有階段上都可以做出令人興奮的貢獻。實際上，心理學首先就有助於緩和正在成形的癌症。癌症細胞在大部分人們身上都存在，雖然不是每個人都會發展出癌症。這表示在發展出癌症的易罹性上存在著個別差異。生活風格和其他因素可能促發了癌症的開端。例如，研究證據顯示，吸菸與肺癌之間有強烈關聯，雖然不是每個老煙槍都會得到肺癌。這裡所呈現的關係是一種或然率問題，而不是單純的因果關係（cause-and-effect relationship）。

除了上面所述，所有罹患癌症的人們並不是都以相同速度進展到死亡。這與我們上面有關 HIV 和 AIDS 的討論前後一貫，即心理學可以在抑制癌症的進展上扮演重要的角色。同樣的，不是所有癌症受害者都死於癌症。心理學甚至可以在癌症發生之後插手以延長壽命。這些因素被摘要在 Ogden（*1996*）所提出的模式中，顯示了心理學在癌症上的可能角色（參考圖 6-2）。

這個模式說明，不同心理因素可能影響該疾病在不同階段上的發展。這些因素概述如下：

1. 癌症的起始和進展

行為可能影響癌症的起始和進展。例如，根據 Smith & Jacobson（*1989*）的報告，所有癌症中有 30%與吸菸有關，35%與飲食不當有關，7%與生殖和性行為有關，3%則與酒精有關。壓力（參考第八章）可能也在癌症的起動和助長上扮演部分角色，雖然這迄今只在動物實驗上（以容易罹患癌症的小老鼠為對象，例如）被證實。至於以人類為對象的高壓生活事件，這方面研究只揭露相關上的資料，雖然在出現有癌症病人的家庭與高壓生活事件（包括離婚、搬家和健康惡化）之間被發現存在著牢靠的關係型態（*Jacobs & Charles, 1980*）。其他心理因素可能也跟癌症有關聯，包括對壓力來源的自覺控制程度、因應風格、長期的輕度壓力（非臨床的憂鬱症）、C 型個性（參考上述）及低度堅毅性。這裡最具重要性的是，Shaffer 等人（*1987*）的研究顯示，醫學院學生而又擁有 C 型個性的話，經過 30 年期間後，他們發展出癌症的可能性是一般人們的 16 倍多。

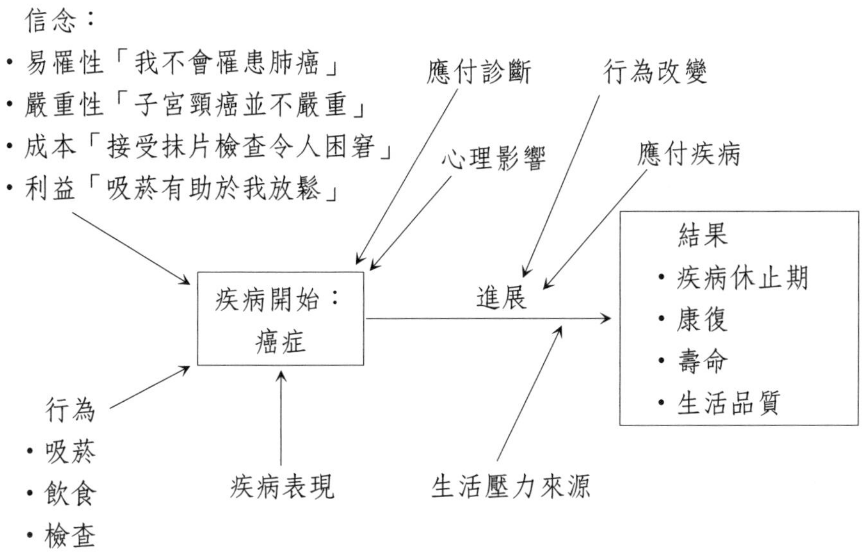

信念：
・易罹性「我不會罹患肺癌」
・嚴重性「子宮頸癌並不嚴重」
・成本「接受抹片檢查令人困窘」
・利益「吸菸有助於我放鬆」

應付診斷
心理影響
行為改變
應付疾病

疾病開始：
癌症

進展

結果
・疾病休止期
・康復
・壽命
・生活品質

行為
・吸菸
・飲食
・檢查

疾病表現
生活壓力來源

圖 6-2　心理學在癌症上的角色

資料來源：Originally titled 'The potential role of psychology in cancer'. J. Ogden (1996, p. 268) with permission from Open University Press.

2. 對於癌症的心理反應

關於病人對癌症的情緒反應，這包括了嚴重憂鬱、悲傷、缺乏控制、個性改變、憤怒和焦慮，而這可以發生在幾達 20%的癌症病人身上。值得注意的是，至少對於可以動手術的乳癌而言，病人的情緒狀態似乎與他們接受手術的類型無關。在對癌症的情緒反應上，較明顯的指標包括先前的精神醫療史、缺乏社會支持、年齡和缺乏親密關係。在後期的癌症上，病人的心理健康與他們的身體健康密切相關（*Pinder* 等人，*1993*）。除了對癌症的情緒反應，認知反應顯示，當病人擁有「戰鬥精神」（fighting spirit）時，這與他們的焦慮和憂鬱呈現負相關（也就是強烈的「戰鬥精神」擊退焦慮和憂鬱）。再度的，這之所以發生的原因仍然不清楚，雖然較早先所討論之健康的生物心理社會模式可以在這方面提議某些答案。

練習題 健康的生物心理社會模式如何能夠促成癌症的管理和處置？上面所略述的「戰鬥精神」以怎樣方式符合這樣模式所描述的特色？你在這方面的觀點如何加以測試？

3.因應的心理策略

反過來說，當病人抱持「宿命論」（我的癌症是逃避不了的命運）、「無助」（我對於得到癌症這件事完全束手無措），及「令人憂慮的成見」（例如，關於癌症的侵入性想法）的信念時，這通常導致他們低落的心境。Taylor（*1983*）探討罹患乳癌的婦女如何應付她們的處境，他發現三個有效的策略。首先，她們從事探索，以找出她們如何變得發展出癌症的意義（從遺傳因素以迄於壓力）。其次，她們發展出對自己疾病的支配感，經由相信她們能夠加以控制（控制任何惡化或復發）。最後，她們展開一種自我強化（self-enhancement）的歷程，她們拿自己生活中的重要他人從事社會比較，以分析自己的處境。她們顯現「向下社會比較」（downward social comparison），也就是拿自己與境況比她們更惡劣的人們進行比較，因此提升自尊心，以及改善她們對於自己處境的信念。Taylor 的「認知適應理論」因此牽涉到意義、支配和自我強化三者的結合，以培養出應付疾病的有效策略。

4.處理癌症的症狀

心理學也促成了癌症症狀的緩和，以及促進了生活品質。癌症病

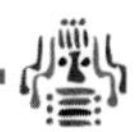

人可能經歷一系列症狀，包括非常令人苦惱的疼痛（影響大約 2/3 的所有癌症病人）、呼吸困難、嘔吐、失眠、大小便失禁、失去食慾和精神錯亂。下列的心理處置已被用來協助減輕其中某些症狀：

- 疼痛管理（例如，採用生理回饋法和催眠）。
- 社會支持的介入（例如，強調控制和有意義活動的支持團體）。
- 反胃和嘔吐的處理（例如，採用放鬆技術和引導式意象——參考第四章）。
- 身體意象（body-image）諮商（建立在生活品質的議題上，輔導病人的憂傷和悲憤——因為失去他們身體的各個部位）。
- 認知適應策略（採取心理策略，針對於促進自我價值）。
- 整體的處置〔Simonton & Simonton（*1975*）採取放鬆法、心理意象和運動計畫於癌症的處理上，特別把重心放在對待整個人，而不僅是身體不健全的部位〕。

5. 壽命和促進疾病休止期

雖然心理因素與壽命之間沒有直接的關係，但是縱觀各種不同的研究，似乎有趨勢指出心理學在這個領域的重要性。首先，Greer 等人（*1979*）以乳癌病人為研究對象，他們發現當婦女報告她們對自己的癌症採取「戰鬥意志」或「否認」態度時，她們擁有顯著較長的疾病休止期——相較於「無助」組的婦女（她們相信對於自己的疾病束手無措）。這些差異存續達 15 年之久，說明了這方面堅定的心理因素，雖然這個歷程的真正本質仍然不清楚。實際上，「否認者」採用了不同於「戰鬥意志」組的應付策略，便是卻具有同等的效果。此外，在這個研究中，重要的生理預後測量（例如，淋巴結在淋巴系統上的涉入）沒有受到控制，這可能影響了結果。再者，有一項橫斷研究（cross-sectional study，一種個案控制法）比較兩組各 50 位婦女，第一組婦女已發展出她們起初的乳癌出現，第二組是在各方面相稱而已康復的婦女，結果發現被評定為嚴重的生活事件也與乳癌的起初出現有關聯。然而，這樣的個案控制研究並不容許我們在這裡做出因果關係的陳述，雖然這些發現仍然引起健康心理學家的興趣。

最後，個性因素和應付風格也與壽命有關聯。當擁有C型（「癌症傾向」）衝突避免／情緒壓抑之個性類型的人們接受認知一行為治療後，他們較能集中於對付壓力。這個組別有較低的死亡率——相較於各方面相稱但沒有接受治療的控制組（*Eysenck & Grossarth-Maticek, 1991* 引自 *Ogden, 1996*），說明了心理處置可以增進壽命。

五、疾病的適應

病人以不同方式適應他們的疾病。適應是一種歷程，涉及在某個期間中，病人逆來順受而習慣於他們的疾病（與自己的疾病達成協議），例如，經由建構他們疾病的個人意義，及理解他們疾病的本質（起因、後果和相關事項）。此外，病人學會選擇適當的應付機制以協助他們有效處理自己的疾病。在這些議題內，我們有必要考慮的是，疾病不是在社會真空中發生，反而是一種動態和交互作用的歷程，例如，通常會以不同方式影響家庭成員。社會支持（他人表達的信息，表明當事人受到關愛、照料、尊重，而被接納為關係網絡不可或缺的一部分）的研究顯示，這可以緩衝壓力的效應，且導致疾病後較有效的應付反應（*Taylor, 1995*）。至於社會支持是否可以減低嚴重疾病的可能性，這方面證據仍然含糊不清，有些研究甚至指出，在嚴重疾病的個案上，配偶所提供的社會支持為照顧者製造了真正煩惱（*Thompson & Pitts, 1992*）。這裡所顯現的概念是，慢性疾病涉及共同的適應歷程。

病人調整和適應他們疾病的方式可能本身帶來額外的困擾、挑戰

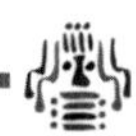

和自我洞察力。此外，當情況造成截肢或肢體動彈不得時（例如），這可能也會帶來深刻的心理困擾而影響個人的自我意象（self-image）、統合感和信心。這可能在社會情境中進一步惡化，當病人以某些方式被毀容而報告最初的感受像是被打上烙印時，而這可能因為他人的反應而被不經心的擴大。其他適用於健康狀況的調整和適應上的困擾可能不是那麼顯而易見，但是以不同方式同樣提出重大要求。

長期的慢性疾病，像是 AIDS、癌症和心臟病通常為人們的生活帶來危機、改變病人看待自己的方式、導致家庭困擾和不良的家庭互動型態。當人們罹患慢性疾病，他們擁有生理、心理、社會和情緒需求不同於身體健康的人們（而不是欠缺）。找出方法以滿足這些需求是應付歷程的一部分。社會和情緒的需求可能被忽視，但健康從事人員特別把注意力放在病人的身體需求，這已導致綜合性（多門學科）醫療團隊的開發，以兼顧健康照顧的複雜本質。符合早先所討論的模式，從病人的康復和滿足這兩個層面來看，當治療計畫考慮到心理和社會這兩種處置時（而不僅是身體處置），這仍是最有助益的選擇。

六、總括

我們在這裡看到，心理因素在許多慢性疾病的起始、進展和處置上扮演關鍵的角色。這些今日的「生活疾病」（diseases of living）具有行為的成分，一旦檢定出來，要不就是可以被用來預防疾病的初始發作，要不就是有助於管理疾病的順利處置。最重要的，生物心理社會的模式已告訴我們，個體不僅是機器而具有可能「發生差錯」的許多身體零件。反而，個體具有心理和精神的層面而影響他們的健康狀態，所有這些是發生在社會背景內。當我們忽視這些議題，我們將難以獲致對於健康心理學的完整理解；只有當我們考慮了這些因素如何彼此交互作用，真正的理解才開始浮現。

◎進一步讀物

- Ogden, J.（1996）*Health Psychology : A Textbook*, Buckingham : Open University Press.這本書充分論述了健康心理學在處理慢性疾病上的貢獻。
- Taylor, S. E.（1995）*Health Psychology*, New York : McGraw-Hill.這本教科書列有四個章節論述慢性疾病和末期病症的管理。它呈現了這個領域包羅廣泛的研究證據。

第七章

生活風格與健康

一、生活風格的層面

二、運動和營養

三、肥胖與飲食疾患

四、總括

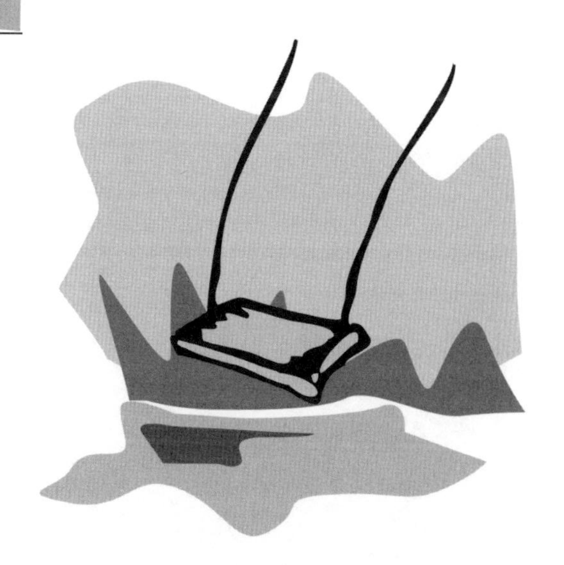

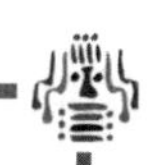

一、生活風格的層面

我們在第一章中已看到，如果只把重心放在不存在疾病上，那麼我們的健康和健康心理學的理解將是不完整的。反而，當代的健康心理學強調積極健康狀態的效益和健康增進的有關領域（例如，*Ewles & Simnett*，*1995*）。在這個背景內，個人生活風格的探討是我們理解健康的中樞所在。像是從事有規律的運動和採取有益健康的飲食等生活風格因素就變得特別重要。在單一世代內，我們的飲食知識和習慣就已發生戲劇性的變化。例如，在英國，飽和脂肪酸、全脂牛奶和紅肉正被低飽和脂肪、脫脂牛奶和白肉所取代。此外，我們也被鼓勵減少可能對我們健康有害的作用劑的攝取（例如，菸草和酒精）。所有這些措施被認為促成了「更有益於健康」的生活風格。

根據估計，在西方國家中，大約50%的早夭可以被歸因於生活風格（*Hamburg* 等人，*1992*）。平均而言，癮君子減少他們的平均壽命 5 年；至於過著四肢不勤（也就是不從事運動）的生活風格的人們，他們減少 2 年到 3 年的壽命（*Bennett & Murphy, 1997*）。問題因此產生了，所謂更有益於健康的生活風格的真正意思是什麼？這個問題的答案部分地取決於是對「誰」發問這個問題。營養學家將會表示，這樣的措施應該針對於充實我們的身體，像是補充從食物萃取的基本營養素（碳水化合物、脂肪、蛋白質、礦物質和維生素），以及維持最佳功能運作所必要的最適宜卡路里攝取（也就是食物的熱能值）。這將包括提供能量來源、成長的原料、或調節成長或能量生產的物質。另一方面，運動心理學家可能強調有規律和適當運動的重要性，以維持身體健康、確保肌肉的強度和耐力，增進關節的柔韌性和促進有氧（心臟呼吸）的血液循環。不論是哪一種方式，我們在這裡考慮的是生活風格，而不是特定的健康行為（例如，問診於你的家庭醫師）。關於生活風格，我們指稱的是整體的行為組型，可能關涉到個人擁有的工作類型，他們覺得歸屬的文化和次文化，以及他們與之共同生活的人們（*Banyard, 1996*）。

改變健康的趨勢和風氣可能受到更廣泛的文化和次文化因素的影響。例如，家庭繼續是有關我們食物和飲食訊息的主要來源之一。電視廣告對兒童食物偏好的商業影響力也被認為影響了生活風格，即使電視廣告往往對健康飲食作偏頗的描述（*Wadden & Brownell*，*1984* 引自 *Banyard*，*1996*）。

㈠生活風格的研究

在一項知名的流行病學研究中，Belloc & Breslow（*1972*）以加州 Almeda 郡的 6928 位居民為代表性樣本，詢問他們是否養成下列七個健康習慣：

1. 每天睡眠 7 到 8 個小時
2. 幾乎每天都有進食早餐
3. 在兩餐之間從不或很少吃東西
4. 目前處於或接近合理的體重範圍（根據個人身高而調整）
5. 沒有吸菸
6. 適度飲酒或不喝酒
7. 有規律的身體活動

整個情況相當清楚，良好健康習慣與積極健康狀況有所關聯（也就是那些遵循所有良好習慣的居民處於較佳的健康狀況——相較於沒有這樣做的居民），而這種關聯無涉於年齡、性別和經濟地位（*Belloc & Breslow, 1972*）。再者，五年半後和九年半後的追蹤研究顯示，良好健康習慣與長壽（高於平均壽命）有關聯。

實際上，研究人員區分出兩組男性，第一組遵循所有這七種健康

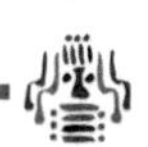

習慣，另一組只遵循三種或以下的這些習慣，結果前者的死亡率只有後者的28%。對女性而言，這種差異仍然存在，但是較少些：遵循所有七種習慣女性的死亡率只有遵循不到四種習慣女性的43%。這項研究說明了，個人的健康生活風格將會影響他們能夠活得多久。然而，這裡值得指出的是，即使是最健康的生活風格似乎也將不會造成我們活超過 140 歲，因為我們的壽命預期存在著自然極限（*Fires* 等人，*1989*）。這裡的重點是，健康的生活風格有助於人們較長久保持健康，直到老年過著積極活躍的生活，而且較不至於發生疼痛、身體虛弱或慢性疾病。

二、運動和營養

㈠身體運動

雖然在美國的所有成年人中，目前幾近有70%都有從事某種形式的休閒活動（*Siegel* 等人，*1995*），但是大部分人不是以增進他們身體健康的方式從事運動。運動在其最廣泛的涵義上可能包括數以百計不同類型的活動。然而，從生理的角度而言，Brannon & Feist（*1997*）只描述五種不同類型的運動，每種具有不同的目標、活動性和擁護者。

1. 以靜態的動作鍛鍊肌肉的運動

雖然在這種靜態的肌肉鍛鍊運動中（isometric exercise），身體並不移動，但是肌肉互相拮抗（或是對抗某個固定不動的物體）而用力拉緊（肌肉收縮），因此增強肌肉的力量。因為關節並不移動，可能不是很清楚看出運動正在發生。這種運動技巧已被顯示可以增強個別肌肉組的強度，雖然對於全面的肌肉鍛鍊就不具效果。

2. 靜態和動態兼備的鍛鍊肌肉的運動

這種運動要求肌肉收縮和關節移動（例如，舉重）兩者。如果訓練足夠持久而激烈的話，肌肉的強度和耐力兩者都可以增色不少。健身（body-building）技巧就是建立在這種動靜兼備的肌肉鍛鍊運動上（isotonic exercise），雖然前者傾向於強調身體外形的「整飾」，而不是增進身體健康。

3. 動態為主的運動

這種運動需要運用舉起和額外的力氣以恢復起始的姿勢。通常，這類運動需要有專門的設備或器材，以便它可以根據個人所施加力量的強度來調整抗力的強度。研究已顯示，這種動態為主的運動（isokinetic exercise）在促進肌肉強度和肌肉耐力上要比前兩者運動方式更為有效（*Pipes & Wilmore, 1975*）。

4. 缺氧運動

這種運動涉及短促、強烈的動能爆發，而沒有提升氧氣的攝取量（例如，短距離賽跑，及壘球）。研究顯示，這樣的缺氧運動（anaerobic exercise）增進速度和持久力，雖然它們並不增進心臟和呼吸系統的強健性。實際上，對於罹患冠狀動脈心臟病的人們而言，這些運動可能具有危險性。

5. 有氧運動

這是指稱在長久期間中需要顯著增加氧氣消耗量的任何類型運動。這方面的一個明顯例子是慢跑（jogging），雖然其他許多身體活動也能夠以有氧的方式實施（例如，步行、越野滑雪、舞蹈、跳繩、游泳和騎自行車）。這裡，運動的強度和持續期間非常重要，以便促進健康和預防傷害。運動必須有足夠強度以增加心跳速率到某個範圍

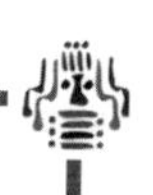

（根據建立在年齡和最大可能心跳速率上的公式而計算）。心跳速率應該維持在這個升高的水平至少 12 分鐘，而為了讓有氧的效益發揮作用，最好是 15～30 分鐘。這類計畫需要高度的氧氣消耗，而且為呼吸系統（供應必要的氧氣）和心臟系統（壓送血液）兩者提供練習和測試。但既然我們可能存在著心臟異常卻沒有任何外表的症狀，所以最好是在著手有氧運動（aerobic exercise）的計畫之前接受體檢。此外，我們也可以利用心電圖（electrocardiogram, ECG）偵測運動期間的異常心臟活動（例如，不規則的心跳或不足的血液供應）。

㈡運動的身體效益

從事運動有許多益處。幾乎無庸置疑，運動有助於我們獲致或保持身體健康，雖然運動與身體健康之間的關係相當複雜，取決於運動的持續期間和強度，也取決於身體健康的定義。整體身體健康包括肌肉強度、肌肉耐力、柔韌性和心臟呼吸（有氧）強健性等量數。上面所描述的五種運動形式中，每種都促成了這些不同層面的身體健康，雖然沒有任何一種運動達成所有這些要求。除此之外，Kuntzleman（*1978*）區別出器質性身體強健（organic fitness）與機能性身體強健（dynamic fitness）之間的差異。它們是指我們行動和運動的能力，但前者決定於遺傳因素，諸如基因、年齡和健康狀況，後者則是決定於我們的經歷。運動有助於加強和促進我們的機能性身體強健。

透過增強我們的肌肉組織，運動也有助於我們控制自己的體重和改良自己的身體素質。這為我們身體改進了脂肪對肌肉的比率，協助我們雕塑較為理想的軀體。研究已顯示，在改變這個比率上，運動至少不相上下或甚至更優於節食。此外，運動者保有較為精瘦（脂肪不多）的肌肉組織，但節食者同步失去脂肪和精瘦組織。

甚至更重要的，運動已被證實可以防禦冠狀動脈心臟病（CHD）——英國人死亡的主因之一。Cooper（*1982*）主張有氧運動應該具有足夠的持續期間和強度才能夠產生真正效果。他建議個人的運動量應該達到最高心跳速率的70～85%，不休息地維持至少12分鐘，每個星期3次，如此才能增進心臟血管系統（cardiovascular system）的強韌性，且顯著降低冠狀動脈心臟病的風險。至於所設定心跳速率的範圍，這是根據一個建立在年齡和最大可能心跳速率等條件上的公式而計算出來。這受到Lakka等人（*1994*）的一項大規模研究的支持，這項研究以中年男性為對象，為期5年。研究結果顯示，對於有氧方面高度健康的男性而言，他們相較於有氧方面低度健康的男性以高達25%的差距較不可能產生心臟病發作。氧氣消耗的增加不僅為呼吸系統提供練習（供應氧氣），也為心臟系統提供練習（壓送血液）——有氧運動是一種以運動增加氧氣的吸收和消耗而促進血液循環功能的健康活動。

Morris 等人（*1953*）的研究以倫敦雙層電車的駕駛和隨車查票員為對象，結果發現較需要走動的查票員要比久坐不動的駕駛有顯著較低的 CHD 發生率。雖然這裡可能有其他因素牽涉在內（例如，最初挑選人們擔任這些職務的標準，或者電車駕駛可能比起查票員處於較大的壓力水平），這項研究似乎顯示身體活躍的工作者有較低冠心病的風險。從那個時候以來，這樣的發現已受到不少良好控制的大型研究的支持。例如，Paffenbarger 等人（*1978*）的一項範圍廣泛的流行病學研究溯至1916年，採用詳盡的活動問卷調查17,000位以上的哈佛大學畢業生，結果發現那些在畢業後最不具活動力的人們有64%心臟病發作的較大風險——相較於他們較有活力的同學。

最後，Brannon & Feist（*1997*）提供證據以說明有規律的身體運動有助於預防中風（stroke，或腦溢血），以及改進高密度脂蛋白質（HDL）對低密度脂蛋白質（LDL）（分別代表「好」和「壞」的膽固醇濃度）的比率。這接著降低心臟病的風險，以及預防某些種類癌症的發生。有規律的運動也有助於預防骨質密度的流失和控制糖尿病的惡化。

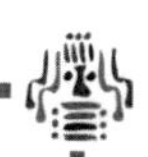

㈢運動的心理效益

除了上述的身體效益外，運動也存在著心理效益，包括減少憂鬱、降低焦慮、提供壓力的緩衝（第八章），以及增進自尊和幸福感（例如，透過積極態度的促進）。

在憂鬱的領域中，當人們從事有規律的運動時，他們普遍比起四肢不勤的人們較不感到憂鬱。至於什麼機制保護運動的人們對抗憂鬱，或造成運動對憂鬱人們顯然具有的治療效果，我們仍未充分理解。我們所知道的是，運動有助於降低各種人們的憂鬱心境，包括來自不同種族背景的年輕懷孕女性（*Koniak-Griffin, 1994*），及年齡從 66 歲到 97 歲的男女療養院居民（*Ruuskanen & Parkatti, 1994*）。另外也清楚的是，有氧運動和非有氧運動兩者可以減輕憂鬱和提升樂觀的心情狀態，包括在正常人口和臨床人口。即使是「快步走」也可以讓我們感到舒服多了。這些發現可能部分地是由於運動期間內生鴉片劑（endogenous opiates）的釋放（例如，enkephalins——人類腦部自然分泌的一種胺基酸，可以影響身體對於舒暢及痛楚的感覺——及 endorphins——腦內啡，由腦下垂體所分泌的一種胺基酸，其作用為控制各種生理反應，它具有嗎啡的某些特性，可以作為身體的自然鎮靜劑或麻醉劑），這授予我們一種「飄飄然」、開朗的心情。

運動也有助於降低情境性焦慮（state anxiety，一種暫時性的害怕或不安的感覺，可能起源於社交處境）。但是我們還不清楚運動是否可以影響特質性焦慮（trait anxiety，一種普遍的焦慮感，較像是一種人格特徵）。許多研究對於運動與放鬆法進行比較，發現這兩種技術都成功地降低了焦慮，雖然再度地，這究竟如何發生作用仍然不清楚。例如，這些技術可能是製造了不同的狀態（分別是激發狀態和放鬆狀態）；或者它可能只是，步調的改變就足以造成焦慮減輕。其他研究已顯示，當結合步調的改變和身體構成的改變時，這可以甚至更有效降低焦慮。例如，Norvell & Belles（*1993*）的研究以警察為對象，它顯示當結合非有氧的重量訓練課程與如何排解工作壓力的教育機會時，這導致了心理健康的顯著提升，包括較低的焦慮水平。同樣的，有氧運動和非有氧運動兩者已被用來協助人們應付焦慮，且甚至只不過一次的訓練活動就能夠在減輕憂鬱、疲倦和憤怒上產生良好效果（*Pierce & Pate, 1994*）。

運動也可以被用來作為對抗壓力的緩衝。這之所以發生是因為運動對於免疫系統的衝擊。運動造成自然殺手細胞（natural killer cell）活動的升高，及造成 T—細胞（淋巴球細胞——lymphocytes）百分比的增加。基本上，淋巴球細胞分為T和B細胞兩種，這兩種細胞會巡邏身體、從事防禦和攻擊工作，一旦發現有外侵者，馬上展開攻擊，並且調動巨噬細胞助陣，以便殲滅外侵者。因此，這幫助我們在潛在威脅有機會傷害身體（侵犯細胞）之前便加以擊退。這裡的一個迷思是，運動和壓力兩者都引起腎上腺素（adrenaline）和其他激素的釋放，雖然運動對於心臟運轉具有良好的效應，但是壓力卻可能造成心臟組織的傷害。這方面的一個提議是，為了產生良好的效應，腎上腺素必須是偶爾而逐漸地被活化和釋放，也就是在它具有意圖的情況下被釋放（例如，慢跑），如此才會被作不同的代謝。在壓力的情況下，腎上腺素可能以長期（慢性）而增強的方式被釋放，這可能對身體是有害的。

雖然研究顯示運動可以緩衝壓力的效應，但是有關它的有效性的證據卻是混淆不清。例如，Sinyor等人（*1986*）探討處於壓力下的健康年輕男性接受有氧運動計畫或舉重訓練；然而，他們沒有發現任何顯著的壓力緩衝效益。對照之下，Roth & Holmes（*1985*）發現從事身體運動的大學生報告較少與壓力有關的健康問題和憂鬱症狀——相較於他們較不具活動力的同學。然而，對於起初就報告低度壓力的學生而言，這個效應消失了。這表示只有高度壓力與低度運動的結合才會促成個人較容易罹患疾病，說明了壓力與運動之間在身體和心理健康上的交互作用。雖然這些研究似乎顯示運動與壓力之間的關係相當複

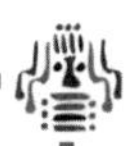

雜，但我們可以很有把握指出的是，沒有研究顯示身體活動降低個人對壓力的抵抗力。

運動對於促進樂觀態度以及增進自我意象和自尊的效益已經相當清楚。在一項針對文獻的後設分析中（涉及對許多不同研究的綜合），Sonstroem（*1984*）發現運動與自尊之間存在著顯著的正面關係。然而，這方面的許多研究缺乏嚴格的實驗設計，所以這些研究發現應該被謹慎對待。其他由於運動而產生的不受控制因素可能已促成這些發現。然而，這只是說缺乏可信賴的證據，它不應該被視為我們在有關「運動與自尊之間的可能連結」上完全缺乏證據。至少在直觀上不用懷疑的是，運動的人們擁有對於自己的身體外形和身體健康較為正面的感受，而這促成了他們的自尊心。這受到若干研究的支持，例如，Hogan（*1989*）的研究證明身體健康與自信和自律之間的關係，而 Ross & Hayes（*1988*）的研究證明主觀的（自覺的）身體健康與心理幸福感之間的關係。

最後，除了考慮運動對於健康的有效性，我們也應該考慮它的極限。運動的主要顧慮是針對它的潛在危險上，包括運動上癮和運動傷害的可能性，以及在少見的個案上，許多「高風險」人們甚至因為缺乏密切監護而死亡（*Brannon & Feist, 1997*）。顯然，有效的健康增進應該在通情達理而均衡的活動範圍內發生，除了察覺自己切合實際的目標，也應該理解自己身體對運動的反應。

㈣營養：飲食與健康

飲食在健康和不良健康上的促進作用也是眾所周知。根據Simone（*1983*）的估計，在美國地區，營養因素說明了女性所有癌症的60%，及男性所有癌症的 40%。不良飲食習慣與乳房、胃、子宮、子宮內膜、直腸、結腸、腎臟、小腸、胰臟、肝臟、卵巢、膀胱、前列腺（攝護腺）、口腔、咽喉、甲狀腺和食道等部位的癌症有關聯（*Brannon & Feist, 1997*）。

這裡的主要考量是所攝取的食物是否含有高度的致癌物質，不論是作為自然成分，或是作為食物添加劑。所謂的「自然」食物（也就是沒有添加化學物質或防腐劑）不必然要比那些含有防腐劑的食物更能放心攝食；實際上，有些可能更令人擔心。在英國地區，近年來的爭議是有關於農作物的化學殺蟲劑；甚至更近期而仍在進行中的是有關基因改造食品的爭議。

有些食物當缺乏防腐劑時可能導致高濃度的細菌和黴菌被製造出來，而腐壞的食物是胃癌的高風險因素。提高關於這些風險的教育，再加上有關的食物衛生的發展，這已導致這方面疾病的顯著下降。例如，在過去 65 年以來，西方社會已普遍採用食物冷藏的方式，而且減少攝取鹽漬食物、燻製食物和貯存在室溫的食物（*Brannon & Feist, 1997*）。

在英國的飲食習慣中，過度攝取食鹽（在烹飪的階段和餐桌用菜的階段）被認為與高血壓有關聯，也與心臟血管的疾病有關聯。此外，飲食上高度的脂肪和膽固醇攝取被認為與動脈粥樣硬化症（atherosclerosis）有關聯，最終則導致冠心病（CHD）。不良飲食造成高水平的低密度脂蛋白質（LDL），而這可能使得健康的其他風險更為惡化。至於脂肪攝取與女性乳癌之間的關聯就沒有那麼清楚——相較於CHD。這部分地是因為所研究的是不同樣本的婦女，因此造成混淆的研究發現。脂肪攝取上廣泛的文化差異也進一步增添這項關係的複雜度。然而，在義大利和美國的一項大規模研究以女性乳癌病人為對象，結果發現這些病人確實在她們飲食上顯現較高的脂肪攝取，雖然這幾乎完全是因為她們非常高量攝取牛奶、高脂乳酪和奶油。當婦女有半數的熱量是攝取自脂肪時，她們罹患乳癌的比率比起平均數值高出三倍。至於這些癌症病人與健康婦女之間在她們碳水化合物（醣類）和植物性脂肪的攝取上也存在著差異（*Toniolo* 等人，*1989*）。其他研究從那個時候以來普遍支持這些發現，但情形似乎顯示，我們需要檢視所攝取脂肪的「類型」，再加上處於風險的當事人的年齡。對於較年長的婦女而言，飽和脂肪的高度攝取是她們罹患乳癌的一個重大

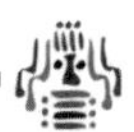

風險因素，但是對於較年輕婦女就不見得如此（*Verrault* 等人，*1988*）。然而，在這個相同研究中，高度和低度的多元不飽和脂肪兩者都與婦女的乳癌罹患率有直接相關，說明了這真是一種複雜的關係。

飲食也與男性的肺癌有關聯。在美國的一項長達 24 年的縱貫研究以西屋電氣公司的男性工作人員為對象，結果發現對於在他們的飲食中攝取高度膽固醇的男性而言，他們發展出肺癌的可能性達到他們攝取低度膽固醇同事的兩倍高。研究者在結論中指出，這個效應可以被追溯至存在於蛋黃中的食物膽固醇（*Shekelle* 等人，*1991*）。

最後，酒精被認為涉及舌頭、扁桃腺、食道、肝臟和胰臟等部位的癌症。挪威的研究發現，慣常飲酒者罹患胰臟癌的可能性是不喝酒人們的五倍高（*Heuch* 等人，*1983*）。長期而過量的飲酒可能也導致了肝硬化（這或許不值得訝異，因為肝臟的主要功能是排解像是酒精這樣物質的毒性）。這接著提高了肝癌的風險，雖然這種癌症較為少見，因為酗酒者（酒精中毒者）通常已首先死於其他原因。

我們迄今考慮了飲食在健康上的不良素，雖然有許多食物可以保護我們對抗身體虛弱和疾病。例如，維生素A和C，及硒元素（selenium, Se）被認為有助於降低罹患癌症的風險。缺乏維生素A可能導致胃部防護性內層的破壞。同樣地，B 胡蘿蔔素（一種維生素 A，存在於像是胡蘿蔔和紅藷等植物中）已知有助於抵禦某些類型的癌症。維生素C（抗壞血酸——ascorbic acid）有助於防止亞硝胺（一種會致癌的氮化合物，經常含於燻肉食品中）致癌物質的形成，且似乎具有對抗癌症的潛力。硒是一種重要的微量元素，存在於穀類製品，及來自飼養穀類動物的肉品中。過量的硒具有毒性，但是在適量的情況下，它可以提供對抗癌症的某些防護。然而，我們必須審慎解讀這些發現，因為它們是建立在減低相對風險上，而不是提供完全的防護。我們還需要更多研究以決定特定營養物質與身體的特定癌症部位之間精確的關係。

健康心理學的研究也顯示，高纖維的飲食為男女兩性提供了對抗癌症的防護，雖然這大體上只限於直腸癌和結腸癌。對於來自水果和蔬菜的纖維而言，它們似乎要比來自玉米和其他穀物類的纖維提供了對抗結腸癌的較多防護，雖然這方面證據還不是很清楚。另外也有研究指出，攝取水果為對抗肺癌提供甚至更大的防護，而我們每個人應該每個星期進食水果三次到七次（*Fraser* 等人，*1991*）。

三、肥胖與飲食疾患

肥胖（obesity）的概念因為許多原因而難以界定。隨著不同的個人、社會和文化的標準，對於肥胖的理解也因之而異。因此，肥胖是一個較複雜的概念，不僅是指稱個人「身體重量」的測量而已。具體而言，肥胖最好是從個人身體脂肪的百分比和分布狀態的角度加以界定，雖然這再度地難以評估。許多技術被使用來評定身體脂肪，從採用電腦斷層攝影術（例如，超音波）以迄於磁共振顯像（MRI）。肥胖也可以根據身體質量指數（body mass index, BMI）加以界定，它是以個人的體重（kg）除以他們身高的平方（m^2）而計算出來。Stunkard（*1984* 引自 *Ogden*，*1996*）表示肥胖應該被分為三個等級，即輕度（超過理想體重 20～40%）、中度（超過理想體重 40～100%）及重度（超過理想體重 100%以上）。在這三個基礎上，研究顯示有 24%的美國男性和 27%的美國女性至少是輕度肥胖（*Kuczmarski, 1992*）。英國在這方面的估計數值稍微較低些，雖然這兩個國家近幾年來在這些估計數值上顯現小幅的提升。

肥胖與身體健康問題（心臟血管疾病、糖尿病、關節傷害、癌症、高血壓及死亡率）和心理問題（低自尊、不良自我意象）兩者有關聯，雖然這方面反應上的個別差異使我們難以歸納出通則。對於肥胖的人們，我們容易根據不正確刻板觀念和錯誤訊息來推斷他們變得肥胖的原因，或許追溯到兒童期（*Lerner & Gellert, 1969*）。

關於肥胖的原因，生理理論、新陳代謝率理論和行為理論分別提出

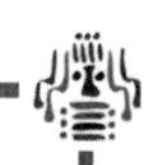

了說明（*Ogden, 1996*）。生理理論指出，肥胖具有遺傳的基礎，因為肥胖傾向於在家族中流傳（雖然這經常與「家族成員通常也共有相似的環境」的事實混淆起來）。新陳代謝率理論指出，肥胖人們具有較低的休眠代謝率，當休眠時燒掉較少的熱量，因此需要較少的食物攝取。他們也傾向於有較多的脂肪細胞，大體上是由遺傳因素所決定。行為理論指出，肥胖人們傾向於身體上較不具活動力，及具有高於所必須的食物攝取（雖然不一定多於其他人們）。目前的觀點是，只有多元化理論才能適當解釋肥胖。遺傳因素可能製造了先天體質（per-disposition），這導致較低的活動水平和較高的食物攝取（高於所必需）。實際上，肥胖可能完全不是食物攝取所造成，而是肇因於個人所能控制之外的醫療因素。

㈠飲食疾患

近幾年來，飲食疾患（eating disorders）的發生率有顯著的提升，特別是在西方國家青少年期的女性人口中。最主要的兩種飲食疾患是神經性厭食症和貪食症（anorexia nervosa and bulimia）——兩者都涉及不希望變胖的病態慾望。

厭食症最先是由倫敦醫生 William Gull 爵士在 1874 年所發現，它的特色是極端而自我強加的體重減輕。Gull 視這種病況為一種心理疾患，且新創「神經性厭食症」的詞語來指稱「神經質原因（也就是心理因素）的食慾喪失」。隨著對於心理學和醫學更進一步的認識，也是根據「美國心理學會」（*APA, 1987*）所設定的標準，只有當人們的體重還低於他們的最低正常體重至少 15%，而且也已停經後（月經周期的中止），他們才被診斷為厭食症。然而，在極端的個案上，厭食症患者體重甚至低於他們正常體重的 50%。體重減輕可能導致某些有潛在危險性的副作用，包括衰弱（身體的消耗和虛損）、容易罹患傳染病、及營養不良的其他症狀。雖然女性發展出厭食症的可能性是男性的 20 倍高（特別是在西方、白人、中高層社會階級、青少年女性的人口中），但男性厭食症的發生率似乎有逐漸升高的趨勢。

神經性厭食症的其他特徵包括身體意象（body image）的扭曲。厭食症患者經常認為他們看起來太胖了。Garfinkel & Garner（*1982* 引自 *Atkinson* 等人，*1993*）的研究支持這個觀點，他們比較女性厭食症患者與控制組正常女性在有關身體意象扭曲作業上的反應，如圖 7-1 所顯示。參與者操作一種裝置，它可以把他們自己和他人的照片調整到他們實際身體外形的上或下 20%，如該圖形所示。結果發現，厭食症患者遠為可能把她自己照片調整到大於她們的實際身材。引人興趣的是，厭食症患者在調整他人的照片上卻沒有發生相同現象，說明了扭曲的身體意象只針對她們自身，而不是對於體型的普遍扭曲。這些結果顯示厭食症患者的拒絕進食可能是受到她們認為自己太胖的意象的調節（*Atkinson* 等人，*1993*）。

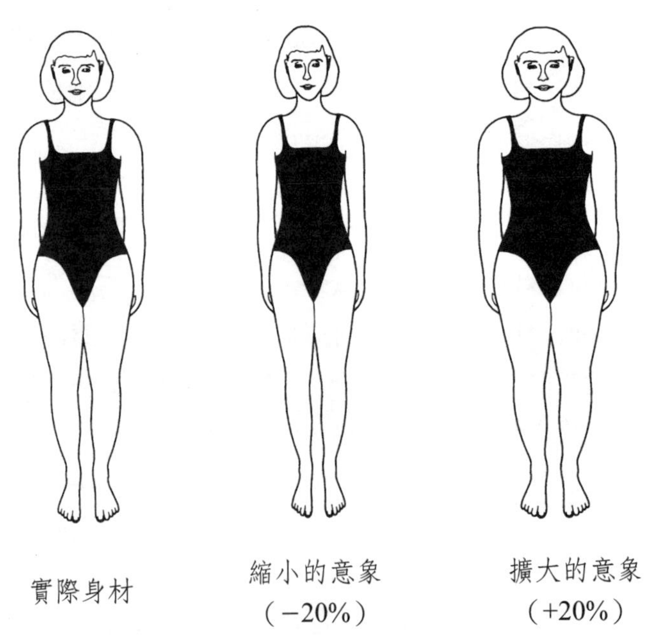

圖 7-1　厭食症患者對身體意象的扭曲

資料來源：Adapted from figure originally titled 'Distortions in body image' in Atkinson et al. (1993), after Garfinkel and Garner (1982).

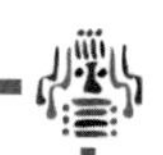

進一步研究採用美國的男性和女性大學生為對象，發現對於自我身體意象和理想身體意象的知覺上存在著性別差異。研究人員讓男性和女性受試者觀看跟自己同性人們的身材圖卡，然後要求他們指出看起來最像他們自己外表的身材、他們的理想身材、及他們認為將會最為吸引異性的身材。男性為所有這三種身體外形挑選非常近似的身材！另一方面，女性在她們目前的身材與她們理想身材或她們認為將會最為吸引異性的身材之間卻是挑選了非常不同的身材，如圖 7-2 所顯示。引人興趣的是，當男性大學生被要求挑選他們最受到吸引的女性身材時，他們的平均選擇在體重方面事實上比起女性大學生所挑選作為她們理想的身材或作為最吸引異性的身材顯然重多了（*Fallon & Rozin*，*1985*，引自 *Atkinson* 等人，*1993*）。這說明社會規範可能在男性和女性身上產生不同的影響，至少是在美國大學。實際上，Logue（*1991*，引自 *Atkinson* 等人，*1993*）表示，女性「完美」身材的觀念隨著不同時間和空間而改變，這接著影響女性自己的理想目標。對於 1950 年代的女性而言，珍妮・曼殊斐兒（Jayne Mansfield，參考圖 7-3）代表「完美」的身材；對於 1990 年代的女性而言，「完美」身材的代表人物是辛蒂・克勞馥（Cindy Crawford，參考圖 7-4）。新的千禧年又會帶來怎樣的完美典型呢？

厭食症的特徵有助於我們理解厭食症的可能起因和治療。這方面起因被認為多元化而複雜，從遺傳因素、經由個性因素，以迄於前面所提到的社會—心理因素。較近期，有不少證據支持「支持規範和心理因素可能誘發了個人發生厭食症的『潛在性』」的觀點，雖然關於這些因素如何起作用以及因果關係的性質和方向，我們仍然不清楚。

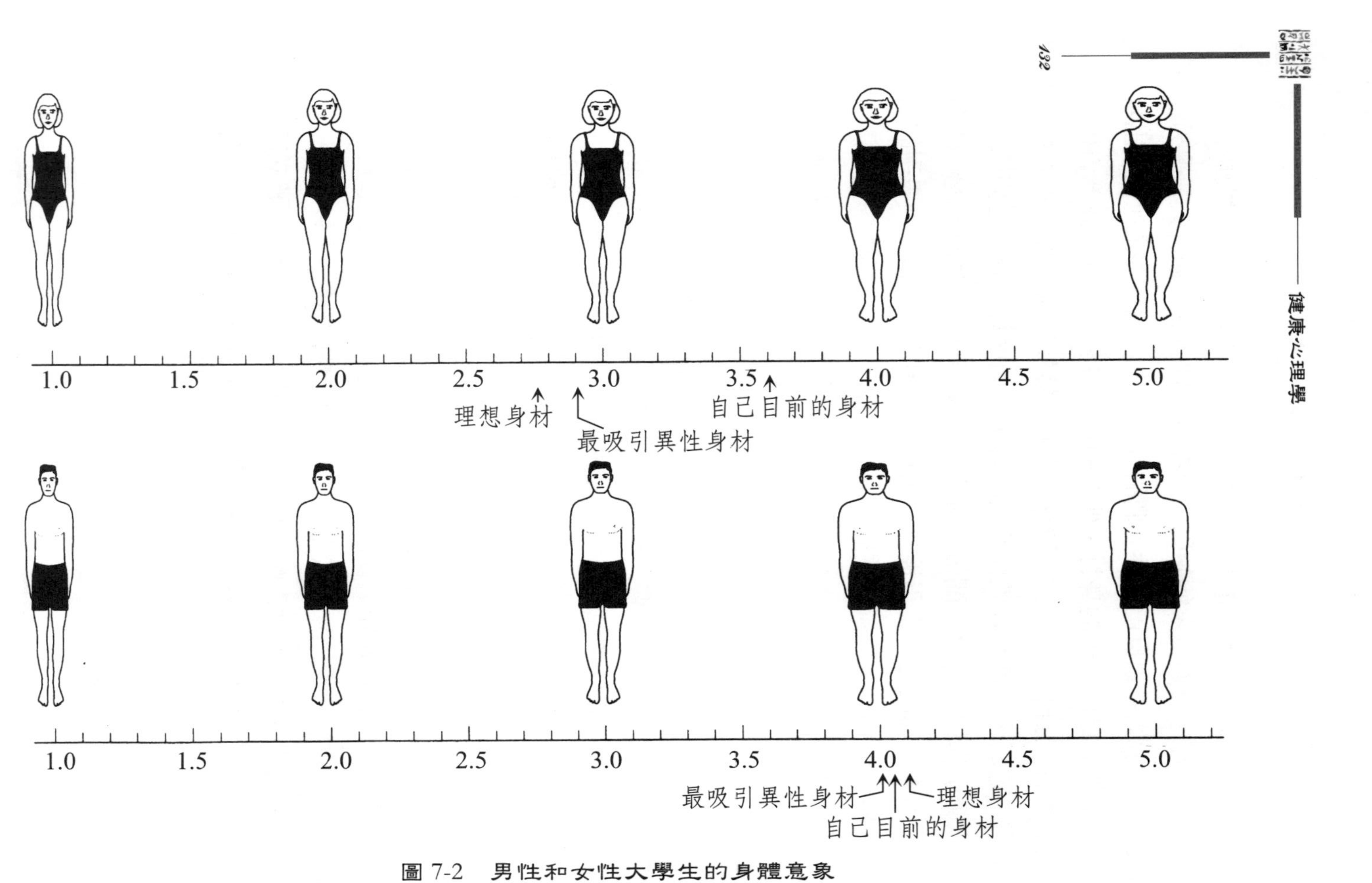

圖 7-2　男性和女性大學生的身體意象

資料來頭：Adapted from figure in Atkinson et al. (1993) from 'Use of Danish Adoption Register for the Study of Obesity and Thinness'

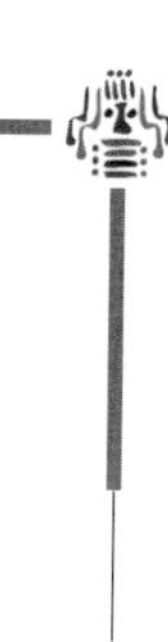

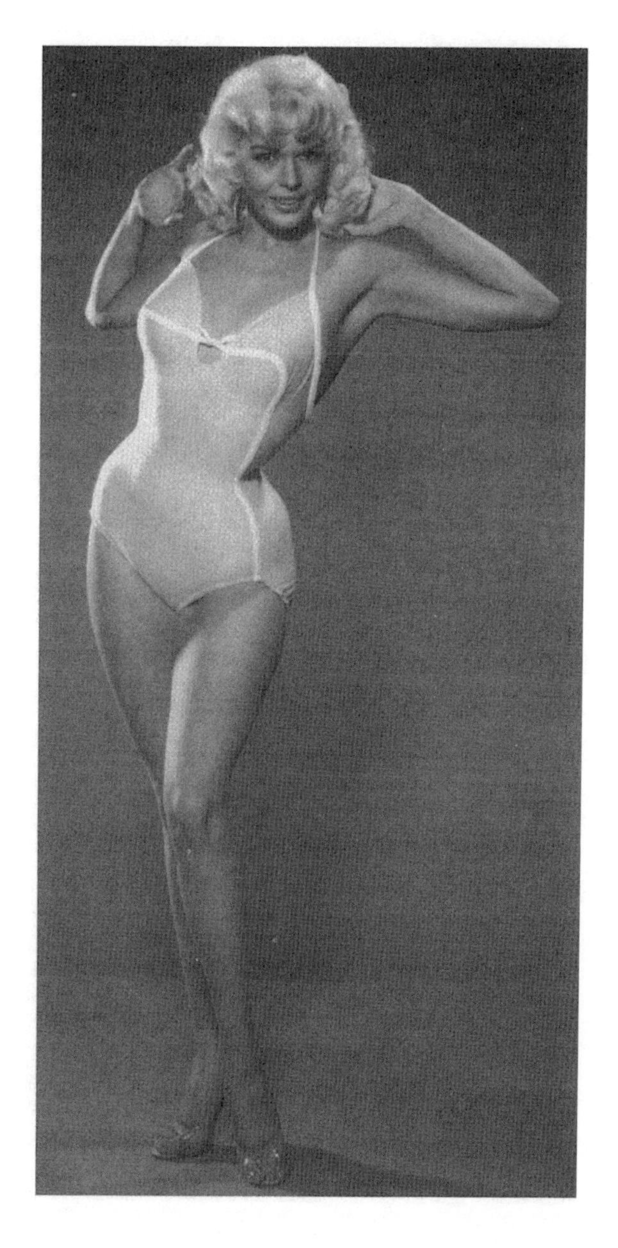

圖 7-3　珍妮・曼絲斐兒（Jayne Mansfield）

資料來源：The Kobal Collection

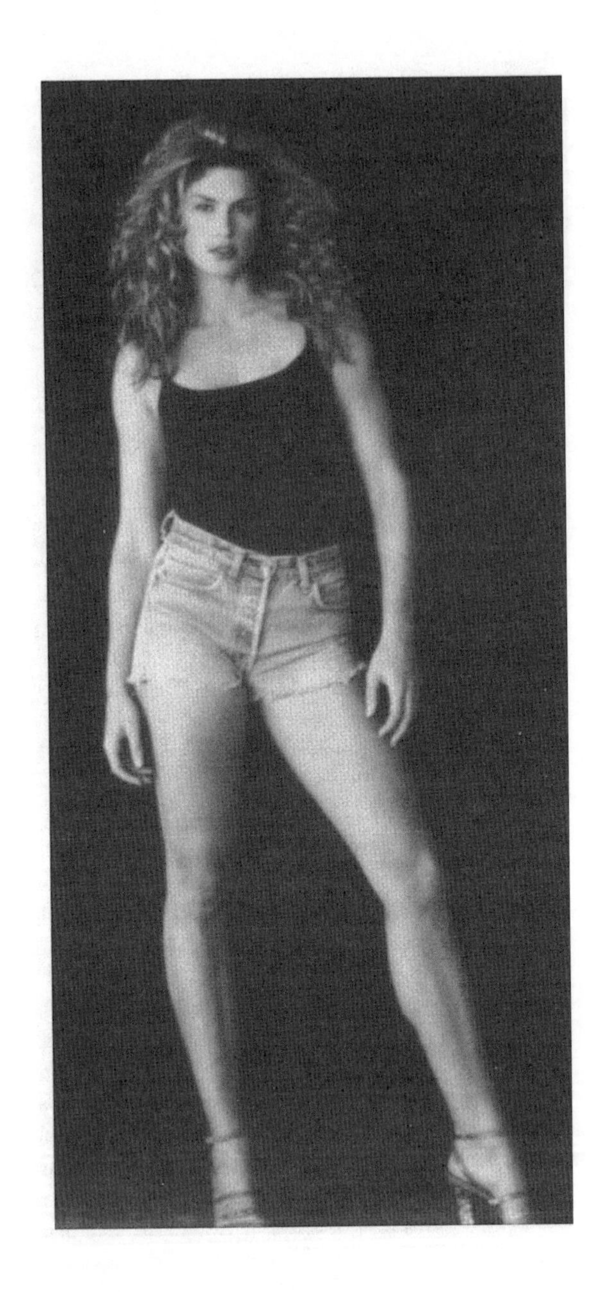

圖 7-4　辛蒂・克勞馥（Cindy Crawford）

資料來源：The Kobal Collection

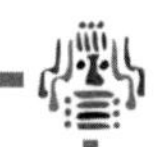

遺傳因素說明了厭食症與杜氏症候群（Turner's syndrome，指女性因為染色體異常所形成的先天性發育不全現象，起因於女性患者缺乏第二個X染色體）之間的關聯，雖然這項關係還不是非常確立，也不能夠解釋男性的厭食症。從生理因素的角度來看，一種可能的解釋是下視丘（hypothalamus，為間腦的主要構造之一）不再正常發揮功能。有鑑於下視丘不但調節食慾及食量，也控制許多激素的分泌（也可以說明月經的不規則），這更進一步支持上述的觀點。我們在進一步檢視這個關聯之前有必要更充分理解下視丘在飲食上如何發揮作用。

心理學家也對個性因素和家庭原動力在厭食症上的角色感到興趣。這方面可能包括缺乏自信、讚許需求、認真謹慎、完美主義、及感受到成功的壓力（*Taylor, 1995*）。研究也顯示，父母的心理病態或酒精中毒，或是極度親密或相互依存的家庭，再加上溝通情緒或處理衝突上技巧不良，這些可能在厭食症的發展上極為重要（*Rakoff, 1983*）。特別是，母親—女兒的關係通常與失調的飲食有牽連。對於厭食症患者的女兒而言，她們母親傾向於不滿意自己女兒的外觀，及傾向於自己本身也較容易罹患飲食疾患（*Pike & Rodin, 1991*）。我們還須要更多研究以解釋上述因素如何能夠在厭食症的開端和發展上交互作用。

最後，厭食症的治療首先是針對於讓病人的體重恢復到安全水準上。這通常是在有居住設備的環境內達成。行為技術是建立在操作制約（operant conditioning）原理上，它可以被採用，例如，透過社交探望來獎賞體重增加。然而，這樣行為的類化可能不容易移轉到家庭環境，這可能就需要家庭治療以協助家庭成員學習以較良好方法溝通情緒和處理衝突。心理治療也可以被用來增進自尊和溝通技巧，協助厭食症患者應付內部壓力和處理社會壓力。

㈡貪食症

貪食症是一種飲食症候群，特色是反覆發生的暴飲暴食（在各別期間中快速攝取大量食物），隨後嘗試透過催吐劑和瀉藥清除所進食的過量食物。這樣的暴飲暴食可能經常發生而相當極端（往往每天至少發生一次，通常是在夜晚和獨處時）。嘔吐和使用瀉藥也可能破壞體內鉀電解質的平衡，導致脫水、心律不整（不規則的心跳）和泌尿感染。

就像厭食症，這種疾患主要影響年輕女性，雖然它比起厭食症更常發生（某種程度上影響 5～10%的美國女性）不像厭食症（典型地影響中～高層階級的女性），它似乎超越了種族、民族和社會—經濟的界限。貪食症的可能起因包括生物、個性和社會因素（就如同厭食症），雖然這方面所牽涉的機制被認為有所不同。

貪食症患者往往蒙受一系列有關的疾患和經歷，包括酗酒史、藥物濫用史、衝動行為史及強迫偷竊史（患者有偷竊習慣，但偷竊行動不是出自本意，也不是迫於生活需要，只是一種不能自制的強迫性行為）。它可能是由生活事件以及罪疚或憂鬱的感覺所誘發。研究顯示，相較於厭食症與憂鬱症，貪食症與憂鬱症之間有更強烈的關聯。憂鬱症在貪食症患者身上較常發生（*Johnson & Larson, 1982*），而這兩種疾患似乎都與神經傳導介質子 5—羥色胺的不足有關。在心理因素方面，貪食症患者往往報告自己缺乏自信及／或自我認同，他們利用食物來滿足自己渴望和空虛的感覺。在更寬廣的社會領域中，前面所討論的類似社會規範顯然也影響了貪食症患者的思考和行為。從分別滿足對高熱量食物攝取的需求和保持苗條身材的期望等角度來看，暴飲暴食和隨後的催吐行為就被正當化了。

貪食症的處置涉及結合藥物治療和認知—行為治療，加以調配以適合貪食症患者的個人需要。抗憂鬱藥物已被高度成功用來處理某些貪食症患者，雖然這些藥物不是心理治療的有效代用品。最後，就理論基礎而言，貪食症患者比起厭食症患者較有希望獲得成功的治療，因為貪食症患者通常並不贊同自己的飲食習慣，而且具有改變自己行為的動機。然而，這並不必然導致他們尋求治療，健康專業人員在這裡的挑戰是提供支持性的架構，以便病人能夠尋求他們所需要的治療。

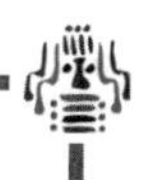

四、總括

概括而言，我們可以看到，我們所過生活風格的性質可能重大影響我們的健康狀況——在健康預防和健康增進周期的所有階段。除了健康的生活風格所具有的明顯生理效益外，運動、健身和飲食也都會影響我們的感覺和氣色。對比這下，西方社會逐漸偏向的四肢不勤和缺乏適當運動的生活風格已促成肥胖發生率的穩定提升。許多飲食疾患的有關問題已被顯示具有心理維度，雖然正確的機制仍然難以鎖定。例如，厭食症和貪食症的起因、特性或治療都不是那麼單純，這說明在這些令人困惑的病情上通常存在著各種因素在不同層次上的交互作用。健康心理學在理解這些因素上，及更重要的，在檢驗它們運作關係的本質上可以作出真正的貢獻。

◎進一步讀物

- Bennett, P. and Murphy, S.（1997）*Psychology and Health Promotion*, Buckingham: Open University Press. 一本關於健康心理學很好的教科書，重點放在採取三種不同途徑以達成健康增進和生活風格改變：理解健康和健康行為的仲裁者（例如，健康模式），促進個體改變（例如，瞄準目標的治療介入），及促進群體改變（例如，環境和公共政策的方式）。
- Downie, R. S., Tannahill, C. and Tannahill, A.（1996）*Health Promotion: Models and Values*, Oxford University Press. 這本優異的讀物反映了健康心理學逐漸把重心移到健康的促進和維持上。它包含許多原創的概念和模式，可以提供未來的健康心理學教科書作進一步考慮；例如，它在健康增進的背景上考慮了自由主義、自律性、價值和正義等更廣泛議題。

- Ewles, L. and Simnett, I.（1995）*Promoting Health: A Practical Guide*, London: Scutari Press.這本教科書非常值得閱讀，它根據實際經驗引領讀者理解和促進健康。它編排一系列良好設計之健康心理學的活動和練習，不但針對個體，也針對團體，使得關於健康的學習富有激勵性和樂趣。

第八章

壓力與壓力管理

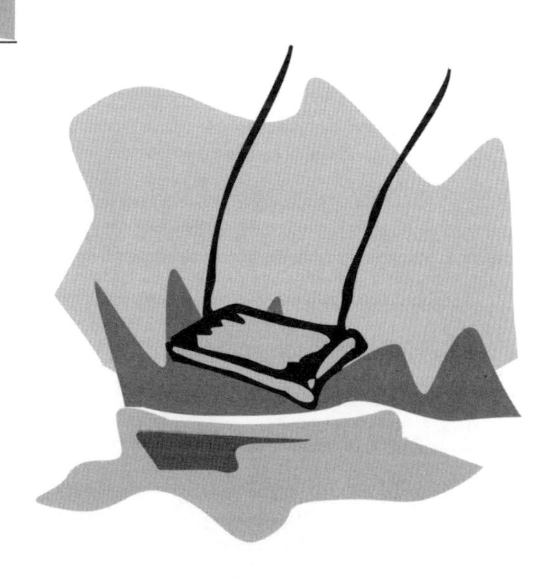

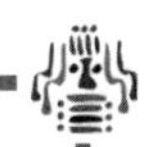

一、壓力的本質

壓力（stress）是一個涵義不明確的用語，以各種方式被使用以描述造成壓力的處境、事物或個人、在個體身上引發的感受和身體反應，以及所導致的結果，不論它們是行為、認知或生理的層面（*Hayward, 1998*）。我們在這裡或許有必要把這個定義所指稱的壓力與壓力來源（stressors）或壓力反應（stress responses）作個區別。壓力來源是指個體認為已威脅到他（或她）身體或心理安寧的各種事件。它們可能是內在的（例如，疼痛），外在的（例如，外界環境的變化，像是高溫、擁擠或噪音），或社會的（例如，發表演說）。壓力反應是指對這樣事件的反應，它可能包括為緊急情況作準備的身體變化（戰鬥或逃離的反應——fight-or-flight response），以及像是焦慮、憤怒與攻擊、冷淡與憂鬱、及認知減損等心理反應。壓力是一種狀態，發生在當人們面臨他們認為危及自己身體或心理安寧的事件時。例如，當個人覺得所被施加的要求已超過他認為自己能夠有效加以處理的能力時，這便是產生了壓力。總而言之，壓力是由壓力來源引起的一種狀態，導致為了有效應付不愉快處境之壓力反應的產生。

然而，我們應該知道，壓力與壓力反應之間的關係可能相當複雜。例如，高溫可能是愉快或不愉快的，取決於我們是否正在悶熱的作業場中工作，或正躺在海水浴場的涼椅上。同樣的，對於壓力來源的反應也存在著個別差異，包括在不同個體之間，以及相同個體在不同時間上。

二、壓力的生理學

㈠神經系統的角色

神經系統的基本功能是整合所有的身體系統，利用聯絡網路以傳達關於內部和外部狀況的信息，包括傳送到大腦和從大腦傳送下來。神經系統的基本單位是神經細胞（nerve cells）或神經元（neurones）。每個神經元透過電化學而起作用。在每個神經元內，電荷離子保持電位以供電釋放。當放電時，微量電流貫穿整個神經元。這導致被稱為神經傳導介質（neurotransmitters）之化學物質的釋放，神經傳導介質是在每個神經元內製造，且貯存在每個神經元的末端。被釋放的神經傳導介質擴散到突觸裂縫中（也就是各個神經元之間的間隙），隨著神經系統利用這些電和化學的信號「交談」，這個歷程就延續下去。

神經系統的基本結構是階層似的，具有主流系統和分支系統。兩個最主要的神經系統是中樞神經系統（CNS）和周圍神經系統（PNS）。CNS 是由人體的腦和脊髓所組成，PNS 則是由所有其他神經元所組成，如圖 8-1 所顯示。

周圍神經系統（位於腦和脊髓的外側）是由兩個部分所組成：體神經系統（somatic nervous system）和自律神經系統（autonomic nervous system）。體神經系統利用感覺神經元把源自皮膚和肌肉刺激的信息傳送到腦部。自律神經系統（ANS）或「自主」（self-governing）系統至少在近期以前都被認為是在意識控制或隨意控制之外。就是ANS最深入牽涉到壓力反應。

ANS的交感分支系統動員身體的資源以應付緊急情況或高壓及情緒性的處境。這通常被稱為「戰鬥—逃離」反應，也就是個體準備不是面對壓力來源就是逃離。不論哪種方式，身體必須為所採取行動作好準備，包括攻擊、防衛或逃避。如前面所說明的，為了為這個事件作好準備，所發生的事件包括心跳速率上升、皮膚血管收縮（變窄）、胃腸蠕動減少、呼吸急促、汗腺分泌旺盛及眼睛瞳孔的擴大。

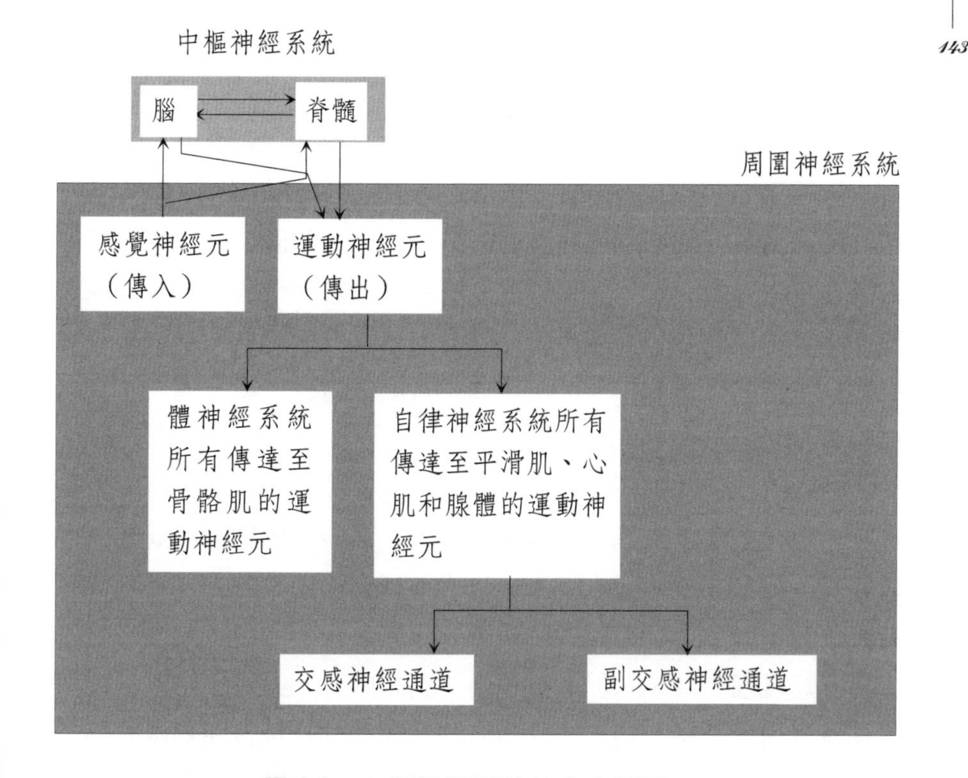

圖 8-1　人類神經系統的分布情形

資料來源：From *Health Psychology : An Introduction to Behavior and Health, 3/e, 3rd edition*, by L. Brannon and J. Feist.

另一方面，ANS的副交感分支系統發生作用以促進放鬆狀態，並且把上述功能帶到穩定、正常、非壓力的情況下（例如，呼吸和心跳速率等的降低）。這兩個系統作用於相同的目標器官（例如，心臟），但是以相反的方向發生作用。換句話說，兩者系統是在相同時間運作，維持平衡，而不是其中一者跟隨在另一者之後。如同神經系統的其他部分，ANS的神經元受到神經傳導介質的活化。這方面的兩種主要神經傳導介質是乙醯膽鹼（acetylcholine）和正腎上腺素（noradrenaline或 norepinephrine）。既然每個器有不同的感受器（receptors，或稱受納器），這兩種神經傳導介質具有不同的效應，而每種的相對平衡在這裡有其重要性，它容許廣泛多樣化反應的可能性。

㈡神經內分泌系統的角色

內分泌系統（endocrine system）是由無專有導管的腺體所組成，它也牽涉到壓力反應。這些腺體製造一種以上的激素，這些激素被分泌後直接注入血液中，然後透過血液循環分布到整個身體。神經內分泌系統是由那些受到神經系統控制的內分泌腺所組成。這兩種系統的腺體分泌稱為「激素」（hormones）的化學物質，直接進入血流中，這些激素然後被攜帶到身體的不同部位。

內分泌系統和神經系統密切合作，它們共用、合成和釋放化學物質。這裡的主要差別是，在神經系統上，這些化學物質被稱為神經傳導介質，但是在內分泌系統上，它們被稱為激素。此外，神經傳導介質較快發生作用，具有短期的效應。激素較慢起作用（需要好幾分鐘或甚至好幾個小時），但效果較為持久。內分泌系統和神經系統兩者都具有傳達和控制的功能，且兩者都致力於維持整合而適應的行為。

這兩個系統相互依存的一個良好例子發生在腦垂腺系統。腦垂腺附著於下視丘，而這兩者共同作用以製造和調節激素。腦垂腺通常被稱為「主宰腺」（master gland），因為它製造多種激素以影響其他腺體和激發其他激素的製造及分泌。這些激素中，促腎上腺皮質激素（adrenocorticotrophic hormone, ACTH）在壓力反應上扮演核心的角色。處於壓力的情況下，下視丘激發腦垂腺釋放 ACTH，ACTH 接著作用於腎上腺（adrenal glands）。

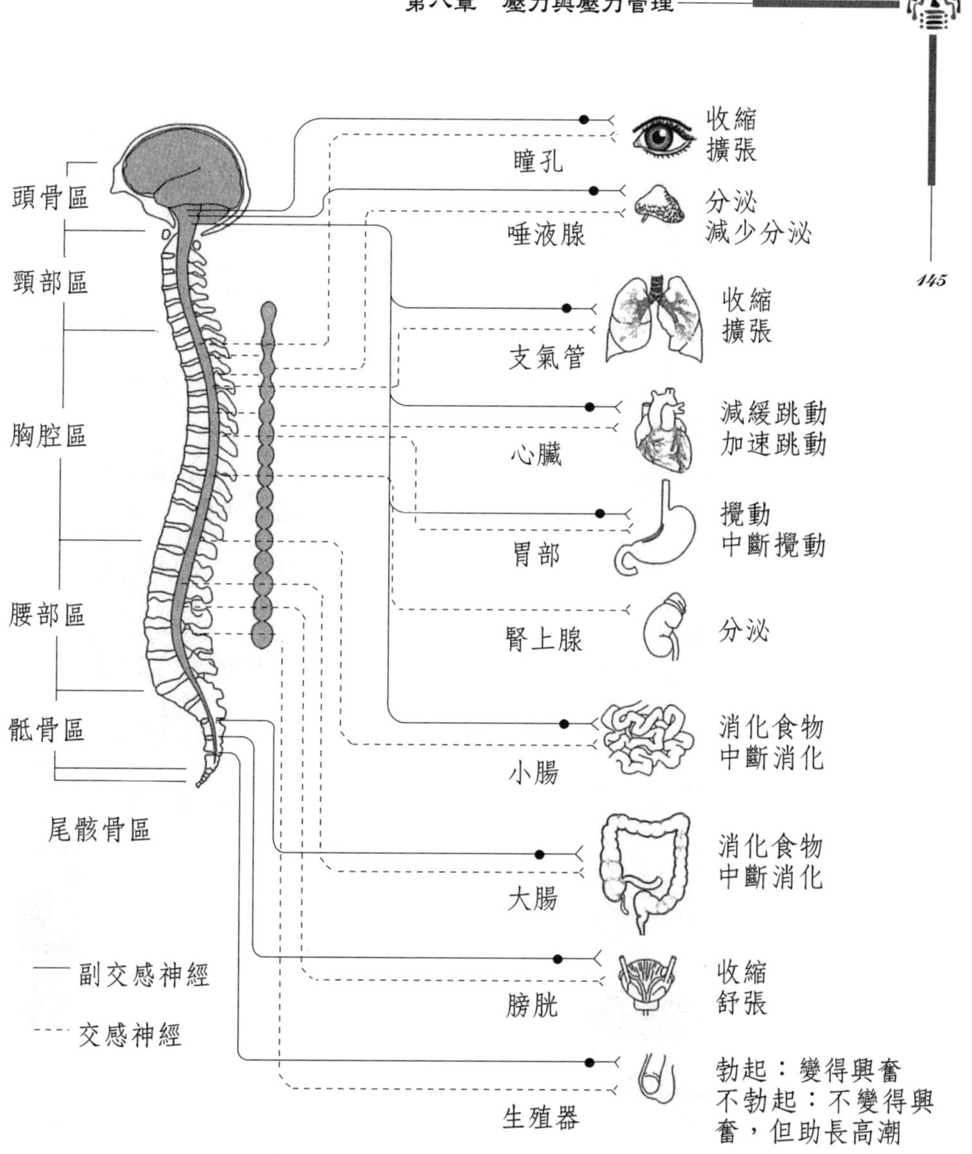

圖 8-2　自律神經系統

資料來源：Originally titled 'Autonomic nervous system and target organs'. From Biological Psychology, 2/e, 2nd edition, by J. Kalat.

㈢腎上腺

腎上腺屬於內分泌腺之一，位於腎臟的頂端。腎上腺的外層叫做腎上腺皮質（adrenal cortex），腎上腺的內部則稱為腎上腺髓質（adrenal medulla）。兩者都針對壓力分泌激素。來自腦垂腺的ACTH激發腎上腺皮質釋放葡萄糖皮質素（glucocorticoids，一種激素），可體鬆（cortisol）即為其中一例。這有時候被稱為「壓力激素」，經常被使用作為壓力的生理指數。

腎上腺髓質受到交感神經系統的激發而分泌兒茶酚胺類（catecholamines）。這類化學物質含有腎上腺素和正腎上腺素。腎上腺素只透過腎上腺髓質製造，它占有腎上腺全體激素生產量的大約80%。正腎上腺素除了在身體的其他許多地方（主要由腦部或交感神經系統之節後神經元軸突末梢所分泌）生產外，也在腎上腺髓質生產。

因此，個人對壓力的生理反應牽涉到 ANS 的交感系統與神經內分泌系統的交互作用，而這接著再與腦垂腺和腎上腺交互作用。這一連串事件涉及交感系統促發腎上腺髓質而生產及分泌兒茶酚胺類（腎上腺素和正腎上腺素）。腦垂腺釋放ACTH，它接著影響腎上腺皮質。葡萄糖皮質素釋放（例如，可體松）以讓身體準備好解除壓力及甚至應付傷害。ANS 的活化相當快速，神經內分泌系統的作用則較為緩慢。總括而言，這些系統構成了壓力反應。

㈣壓力的理論

迄今，我們已從生理學的觀點考慮壓力。然而，如果沒有考慮伴隨這個壓力反應的相關心理因素的話，上述的解釋將是不完整的。實際上，這裡的真正挑戰是如何使心理學的語言與生理學的語言接合起來——透過顯示這兩者如何重疊和彼此交互作用。經由這種方式，我們可以更為理解心理學與生理學之間的複雜關係，也就是先前描述之健康的生物心理社會模式所尋求解釋的。以心理學的術語而言，壓力可以被視為環境刺激（例如，*Selye, 1956*），對於環境刺激的反應（例如，*Selye, 1982*），或是這兩者的交互作用（例如，*Lazarus & Folkman, 1984*）。

㈤ Selye 的一般適應症候群

從 1930 年代直到他歿於 1982 年，Hans Selye 執行了關於壓力的大量研究；他使得「壓力」這個用語通俗化，且指出壓力與身體健康之間的強烈關聯。他最初視壓力為一種刺激，但隨後擴展這個信念為有機體所從事的一種反應，因此首先對於「壓力來源」與「壓力」的用語作出區分。Selye 視壓力為一種非特定反應，可能由任何數量的環境壓力來源所引起。「非特定」（non-specific）這個用語只在表示身體以相同方式應對壓力，不論壓力來源的性質。除此之外，Selye 提出一個身體如何自行動員以處理壓力的模式，這就是被稱為的一般適應症候群（general adaptation syndrome, GAS）；它以下列三個階段論述壓力，如圖 8-3 所說明。

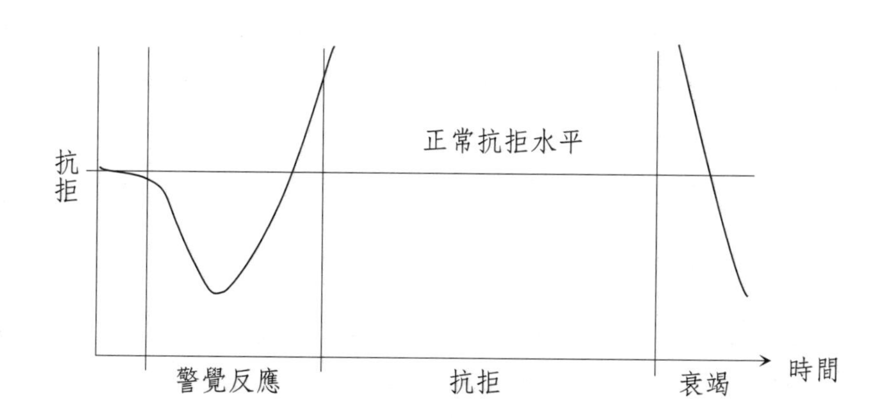

圖 8-3　一般適應症候群

資料來源：P. Banyard（1996, p.21）with permission from Hodder & Stoughton Educational.

1. 警覺反應

這個最初的反應針對壓力而動員身體，透過促發自律神經系統（ANS）以便為「戰鬥或逃離」的反應（參考上述壓力的生理學）作好準備。腎上腺素被釋放，心跳速率和血壓上升、呼吸變得較快，血液從內部器官被轉移，進而集中在骨骼肌，以準備採取行動。此外，汗腺分泌旺盛，而胃腸系統減低它的活動。就短期而言，這些反應是高度適應性的，有助於避開或格開危險。這裡的問題是，許多現代的壓力處境可能造成個人長期暴露於壓力，因此，這樣的反應就變成不適當的，或甚至有潛在危害性。

2. 抗拒階段

在這個階段，有機體適應於壓力來源。適應的持續期間取決於壓力來源的劇烈程度，也取決於有機體在應付壓力來源上的適應程度。這裡，較大的適應意味著較長的抗拒期，雖然身體在這個階段能夠應付多久方面存在著極限。Selye相信長久不退的壓力將會造成持續的神經和激素變化，而這可能破壞身體內部的機能。這接著可能引起適應疾病，包括胃潰瘍和潰瘍性結腸炎（結腸發炎），高血壓和心臟血管疾病、甲狀腺機能亢進和支氣管性氣喘。此外，Selye認為這些變化可能也減弱了免疫系統的能力，造成個體有較容易感染其他疾病的風險。

3. 衰竭階段

在這個階段，有機體抗拒的能力耗盡，造成適應功能的衰退或崩潰。自律神經系統的副交感系統被活化，因為它在正常情況下是協助維持與交感系統的平衡。然而，這裡的問題是，因為交感系統的活動是如此異常地高，副交感系統的活動就顯得異常低而不足以使之維持平衡（不足以相抵）。因此，衰竭就經常發生，而這可能導致憂鬱或甚至死亡。

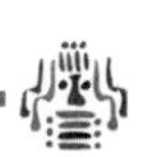

在說明有機體對壓力的調適上，Selye 的 GAS 仍是一個吸引人的解釋，雖然它似乎過度強調生理因素，而疏忽了心理因素。特別是，Selye 曾被批評沒有充分認識到情緒和認知（也就是解讀）的因素在壓力上的角色。實際上，Mason（*1975*）表示，情緒的維度才是真正導致了壓力反應的一致性。

Selye 也採用動物為實驗對象，以支持他有關「人類對壓力的反應」的研究，但也被批評沒有考慮到類推上的疑難，且忽視了人類在壓力經驗上特有的知覺和解讀的因素。因此，Lazarus & Folkman（*1984*）強調我們在解釋壓力上有必要加入這些額外因素以提出壓力的交互關係模式。

㈥ Lazarus & Folkman（*1984*）之壓力的交互關係模式

Lazarus & Folkman 認為個體對於壓力事件的解讀比起事件本身更為重要。換句話說，我們對於潛在傷害、威脅和挑戰的知覺，再加上我們對於處理這些事件的信心程度，就共同決定了我們應付壓力的能力。例如，當一個人沒有其他技巧或機會可以依靠時，失去工作可能帶來很大的壓力，但是對於已經尋求在不同方向發展的個人而言，這可能只是輕微壓力。Lazarus & Folkman 在發展他們的研究和理論上主要是針對於人類，而不是以人類外的其他動物為對象，這反映在他們強調當解釋壓力時有必要考慮考慮較高水平的認知能力，諸如評價（appraisal）。反諷的是，Lazarus & Folkman 認為人類要比其他動物較容易受到某些性質壓力的傷害——因為我們所過的生活方式和我們所居住的環境。

Lazarus & Folkman 定義壓力為「個人與環境之間的特定關係，這種關係被個人評價為難以負荷或逾越他的資源，而且危害到他的安寧」（*1984, p.19*）。這代表一種交互關係的探討途徑，強調個人與他的環境之間在決定壓力上的交互作用。它也強調評價在決定這個交互關係的本質上的重要性，以及考慮到壓力只發生在被評價為有威脅性、挑戰性或潛在危害性的情境中。

Lazarus & Folkman（*1984*）在論述壓力上界定三種形式的評價。

首先，我們對於自己所處情境從事初級評價（primary appraisal），這是經由認知上評估該情境（或刺激）對我們安寧的影響。任何一個事件可能被評定為不相干、良性—正面，或有壓力的。不相干的評價通常將不會對我們的情緒產生影響；良性—正面的評價表示該事件被視為有令人愉悅的涵義；有壓力的評價則可能表示該事件被視為有危害性、威脅性或挑戰性。此外，這每一種評價可能引發不同的情緒。Lazarus & Folkman 界定「危害」為已經形成的心理傷害，諸如疾病或身體不適所造成。「威脅」被界定為個人作出「預期的傷害」的判斷，而「挑戰」被界定為個人對於克服困難要求的信心。危害的評價可能引發憤怒、厭煩、失望或哀傷；威脅的評價可能引發擔憂、焦慮或害怕；而挑戰的評價可能引發預期、希望或興奮。這些情緒並不直接引起壓力，而是受到個人對事件評價的調節。

在這個評價之後，我們接著對於自己所處情境從事次級評價（secondary appraisal），這是經由發問自己，我們能夠如何妥善處理這個情境。這裡可能還會發問若干相關問題，包括「我被提供怎樣的選擇權？」；「如果依照我的策略減除苦惱的話，我將會成功的可能性有多高？」；及「這個策略將可以實際減輕我的苦惱嗎？」。

最後，我們對於自己的壓力處境和我們所採取的反應從事重新評價（reappraisal），這是經由利用陸續顯現之變動的訊息。這部分特別突顯這個模式交互關係的本質，且清楚顯示個人與所處環境隨著時間的交互作用。重新評價不一定就會更進一步減輕壓力。事實上，它可能實際上增加壓力，例如，如果先前良性或不相干的刺激後來被認為有威脅性的話。

◎Lazarus & Folkman（*1984*）之壓力的交互關係模式的評鑑

- 這個模式已成功地合併壓力動態的特色，強調我們在理解壓力反應

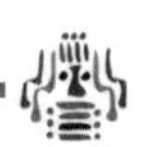

上有必要考慮認知因素（例如，知覺）。

- 許多研究因此設法檢驗評價對壓力的影響，研究證據支持解讀或評價在應付壓力上的角色（*Ogden, 1996*）。
- Lazarus & Folkman（*1984*）的交互關係模式是描述性的，而不是解釋性的。雖然有良好的構想和設計，未來的研究有必要探討涉及到評價的正確機制（生理、心理的成分等等），而且考慮這些歷程如何（或以怎樣方式）影響壓力反應。

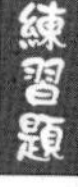

練習題

回想一下你上次所經歷你認為具有壓力的事件。寫下你如何評價這個事件，分別列在下面這三個標題下的空欄中：初級評價、次級評價和重新評價。請記下隨著你的問題接受處理，你的思想和感受如何發生變化？你在處理這個問題上有多麼成功？你從這個經驗中學習到什麼？

三、應付壓力

Lazarus & Folkman（*1984*）界定應付行為（coping behaviour，或稱因應行為）為「不斷變動的認知和行為的努力以管理被評價為難以負荷或逾越個人資源的特定外在及／或內在要求」（*p.141*）。因此，應付壓力是一種歷程（而不是一個事件），它是我們根據自己以往處於壓力情境中的經驗而學會的事情。我們也有必要認識的是，應付行為需要個人致力於管理自己所處的情境，而他不必然會察覺到自己的應付反應。最後，我們還需要知道的是，成功的應付不需要完全支配或臻於完善。生命中總有某些事情是在我們的控制之外，而應付較是有關於對情境的管理，而不是成功地解決問題。

根據Lazarus & Folkman（*1984*）的論點，有兩種主要的應付技巧：問題取向的因應方式（problem-focused coping）和情緒取向的因應方式

（emotion-focused coping）。如它的名稱所顯示的，前一種策略針對於處理問題或情境本身，例如，經由重新組織挑戰的本質。情緒取向的因應方式是建立在處理我們與該情境有關的情緒，而不是管理該情境本身。例如，我們可能利用像是否認或轉移（denial or displacement）等防衛機制以防護我們對該情境的不愉快感受。然而，當我們應該做的是有效管理壓力來源，而我們卻是採取不適當的因應策略時（例如，我們可能在以工作為基礎的問題上過度側重某位同事的感受），麻煩就產生了。這些不同策略已導致許多問卷被編製出來，以尋求鑑定個人在管理壓力上所使用不同的因應方式。其中一例是「因應方式問卷」（Ways of Coping Questionnaire）（*Folkman & Lazarus, 1988*），它要求個體指名特定的壓力來源（例如，新進入大學），然後在一個 5 點量表上評定該經歷帶來多大的壓力。

另外，因應的有效性上也存在著個別差異，這取決於我們的健康狀態或活動力（例如）。研究已顯示（*Kobasa, 1979*），對於報告較為成功的因應策略的人們而言，他們也報告了高度的堅毅性（hardiness），它是一種包含「控制」（例如，我可以影響我生活中的事件）、「承諾」（例如，我在自己生命中擁有一種目的感和方向感）和「挑戰」（例如，我視變動為一種機會，而不是一種威脅）的人格構念。Lazarus & Folkman（*1984*）也指出，在協助人們管理他們的壓力情境上，有效的問題解決技巧、有自信的社交技巧、充分的物質資源和社會支持等都相當重要。

◎因應研究的評鑑

- 因應策略的重要性已贏得健康專業人員的普遍接受。然而，因應方式和策略的多樣性使得我們難以檢定哪種技術最適合協助復原（*Pitts & Phillips, 1998*）。
- 至於因應有效性上的個別差異（*參考上述 Kobasa, 1979*），這使得我們能夠預測哪些人們最可能從特定疾病中復原，而且是在怎樣的特別

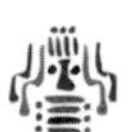

條件下。

練習題

回想你上述的壓力事件。你不妨再添加些細節，記下你當時採取的特定因應策略。它們是否奏效呢？在後見之明的裨益下，你認為前文所列出的因素是否有任何可以協助你更妥善管理這個情境？你是否能夠想出有其他因素應該也可以被派上用場，但是前文卻沒有列出？

我們已經考慮了在 Lazarus & Folkman 的模式中應付壓力所使用的策略。除此之外，許多在處理壓力的效應上（例如，當應付技術已失敗時）所使用的措施也被使用在疼痛的處置上。這些包括採用醫療措施（例如，藥物）和心理措施（例如，催眠、放鬆訓練法和認知—行為治療法）。參考第四章關於這些處置的描述和評論。

四、壓力管理

我們從上述已看到，人們在對壓力的反應上可能採取不同的因應策略。這是更廣泛的壓力管理領域的一部分。壓力管理（stress management）還考慮採取其他措施以對抗壓力，以及協助個體抵禦他們生活中未來的壓力事件。這可能包括採用生理回饋技術、行為矯正術、認知治療法和運動。此外，催眠、靜坐和放鬆技術也經常被派上用場。所有這些已被證實不論在壓力管理或壓力預防上都具有效果——我們已在前面幾章中（特別是參閱第四章）考慮過這些技術。

㈠壓力預防接種

最後，壓力預防接種（stress inoculation）（*Meichenbaum & Cameron, 1983*）已成功地應用了在疼痛處置和壓力管理上類似的技術。壓力預防接種包括三個階段：

- 建立起概念
- 技巧獲得
- 預演，以及實行或應用

「建立起概念」階段採取認知面談，認知治療師協助病人們檢定和澄清他們壓力的本質。病人被教導關於壓力的性質和效應，以及學習預防接種是如何起作用以管理他們的壓力。在「技巧獲得和預演」階段，教育和行為的成分被使用來增強病人應付技巧的劇本：例如，學習應付壓力的新方式。這裡的重點是放在教導當事人自我指示以便當有必要時改變認知。例如，這可能包括病人學習「自我交談」（self-talk）、監視他們自己的內在對話（internal dialogue），以及當需要時改變負面思考。在「應用和實行」階段，病人把他們在前兩個階段所達成的認知變化付諸實施。

◎壓力預防接種技術的評鑑

壓力預防接種已被有效使用在各種不同的壓力情境中，從大學生對於數學的焦慮、所有年齡組的控制高血壓，以迄於一般的壓力管理。它也已成功地與前面所討論的其他處置方式結合起來以減輕壓力。例如，Kiselica等人（*1994*）採取壓力預防接種、漸進式肌肉放鬆、認知重新組織和果斷訓練等方法的組合，結果顯著降低了青少年的特質性焦慮和與壓力有關的症狀。然而，這些結果無法擴展到改進他們的學業表現，說明了這方面可能也牽涉到其他因素。雖然在審閱預防接種訓練的有效性上，大部分證據顯示只有在壓力管理方面有良好效果，但我們對這個技術之所以發揮作用的機制仍然缺乏理解，而且這樣的處置必然無法排除「安慰劑效應或期待效應也助成這些發現」的可能性。

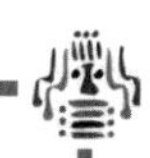

五、壓力與疾病

壓力與疾病之間的關係相當複雜。如我們已看到，疾病可能由許多因素所造成，包括遺傳因素、生物因素、心理因素、生活風格及甚至我們的社會環境。因此，我們或許不必訝異，關於壓力與疾病之間的相關，研究已發現這兩者之間只有低度的相關（通常沒有超過0.20）。

然而，壓力與許多身體疾病有所關聯，包括頭痛、傳染病（例如，流行性感冒）、心臟血管疾病、糖尿病、氣喘和類風濕性關節炎。此外，壓力與負面心境和心境疾患顯現某些關係，諸如憂鬱症和焦慮症（*Brannon & Feist, 1997*）。

在證明壓力與疾病之間關聯上，主要問題是在於找出調節或聯繫這兩者的生理或心理途徑。這可能直接透過對神經系統和內分泌系統的影響而發生，或是透過對免疫系統的作用而發生。所有這些系統具有引起身體疾病的潛在性，所以這裡存在著生理環結的強烈基礎。然而，我們需要更多研究以檢驗是怎樣的途徑在調節特定類型的疾病，而且是受到怎樣壓力來源的促發。此外，間接的影響可能透過健康習慣的改變而發生——因為提高了疾病的風險。例如，從事有風險的行為（例如，藥物濫用）可能以類似途徑間接導致疾病。

㈠免疫系統在壓力上的角色

從前述 Selye 的模式中，我們知道壓力的後果之一是免疫系統的抑制。我們現在知道在針對壓力的反應上，神經系統、內分泌系統與免疫系統之間存在著複雜的交互作用，而這方面結果涉及上述的疾患。就像內分泌系統和神經系統，免疫系統分布整個身體。白血球構成了免疫系統的細胞族群的基礎，這些細胞被分化為許多不同類型，每種具有特定的功能，但是所有細胞具有相同的目標，也就是逐退身體的侵入者（Hayward, 1998）。

這些細胞中，有些是在長骨的骨髓中製造，另有些（T—細胞）在胸腺中發育成熟。還有某些成群（結）的細胞與免疫系統有關聯，這些位於淋巴系統。細胞在淋巴液和在血液中運行。高濃度的白血球不一定就是健全的免疫系統的標示，因為這些白血球可能不是正在產生針對感染的目標反應。

Evans 等人（*1997*）著手心理神經免疫學（psychoneuroimmunology, PNI）的探討，他們近期的研究檢視心理因素對於神經和免疫系統的影響，結果發現「壓力抑制了免疫系統」的假設過度簡化。他們表示，當人們處於壓力期間，免疫系統狀態的個別測量可能隨著壓力的類型、壓力的持續期間及甚至壓力的時間點而改變。因此，與其談論增進或抑制免疫性，我們還不如視免疫系統為不斷致力於達成平衡狀態（或「恆定性」—homeostasis）。上述的不同系統不斷作出「向上調整」和「向下調整」的反應（也就是提升和降低淋巴細胞的能力以對抗入侵的細菌或病毒）。

六、總括

我們已看到壓力和壓力管理是一個相當複雜的主題，而在理解壓力的經驗和反應上有許多因素需要考慮。壓力牽涉到生理因素（例如，免疫、內分泌、神經的作用）和心理因素，而當前的挑戰是更進一步建立起這些因素之間的關聯。應付壓力和處理壓力兩者受到我們對壓力起因的信念的影響，而研究顯示壓力不是單一的概念，雖然我們對壓力的生理反應可能顯現充分的可預測性，這使得壓力的防護和處置已更趨有效（例如，預防接種的技術）。

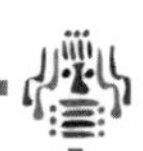

◎進一步讀物

- Cooper, C. L.（1996）*Handbook of Stress*, Medicine and Health, London : CRC Press.
- Fisher, S. and Reason, J.（1989）*Handbook of Life Stress*, Cognition, and Health, Chichester: Wiley.

上述兩本讀物屬於合輯，收編以壓力為主題的精彩論文，而以壓力「手冊」的名稱出版。

- Evans, P., Clow, A. and Hucklebridge, F.（1997）'Stress and the immune system', *The Psychologist* 10(7), 303-7. 一篇非常引人興趣的論文，探討（逐漸受到注意的）壓力與免疫系統之間的關係。
- Lazarus, R. S. and Folkman, S.（1984）*Stress, Appraisal and Coping*, New York: Springer. 一本正統的教科書，論述壓力和應付反應。
- Silber, K.（1999）*The Physiology of Behaviour*, London: Routledge. 這本讀物對於壓力的生理基礎和壓力反應提供了包羅廣泛的論述。

第九章

研究論文的幫手

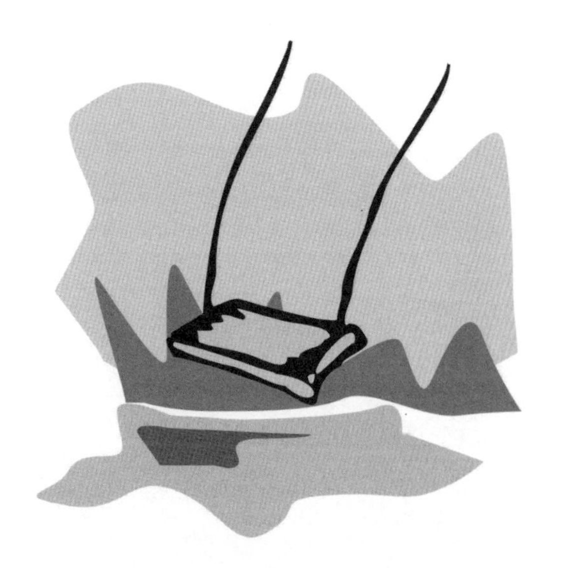

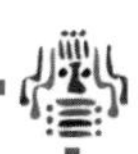

改進你的論文書寫技巧

在本書的這一點上，你已獲得應付考試本身所必要的知識。回答考試問題是一種技巧，而本章就在告訴你如何增進這種技巧。考試官能夠利用他們為答案卷評分的經驗告訴你在答題上應該針對什麼，及應該避免什麼。特別是，為什麼學生在考試上表現不良，這主要有兩個原因。第一個原因在於答題沒有抓信問題的重心。例如，當要求寫出為什麼病人可能不順從（不遵照）醫囑時，有些學生卻是寫下特定處置對某些疾病的有效性，完全沒有提到順從的概念！即使他們的答案相當精彩，但因為沒有針對問題重心，它將是徒勞無功。為什麼學生可能表現不良，第二個原因在於當被要求分析或評鑑某個理論、模式或心理研究時，他們卻沒有這樣做。反而，這些學生傾向於描述他們所被要求做的評鑑。換句話說，學生沒有以考試官想要的「方式」回答問題。

如果我們能夠知道究竟什麼性質的答案可以贏得什麼等級的分數，這對我們將是很有用的知識。例如，典型C等級的答案通常是正確的，但是在詳細內容和評論方面不夠充分。它通常也具有適度良好的結構。為了提升這樣的答案到A或B等級，這可能需要有更充分的細節、更良好運用資料及連貫的組織。經由探討本章所呈現的學生答案和考試官的評論，你可以學會如何把C等級的答案提升為A等級。

這裡的有結構答案是針對學生將能夠在45～50分鐘內寫完的長度（讓你有時間從事策劃和檢核）。每個答案（或部分答案）附隨有針對其長度和弱點的詳細評論。最常被找出的弊病有：

- 沒有針對問題的重心答題，如前面所說明。
- 沒有按照問題的順序答題。例如，(a)部分要求你呈現認識和理解

（也就是你知道什麼，及它意味著什麼）；(b)部分要求你加以評價（也就是什麼是(a)部分證據的性質）；及(c)部分要求你應用該知識。這應該再簡單不過了？

- 寫出「你所知道的每件事情」，冀望有些部分可以獲得青睞。優異是透過選擇性才展現，因此，謹慎選擇你的答案的資料（並因此剔除其他與既定問題不相干的資料），這通常有助於改善內容。

下面是詳細的心理學考題、學生的答案及考試官的評論，取材自1998年OCR試卷。

——論文題練習1——

增進健康的身體檢查

大部分慈善團體希望你檢視你的良心。我們倒是希望你檢驗你的睪丸。

睪丸癌是在20～35歲男人身上最常發生的癌症，每年有超過1,000個新個案。現今，9/10的個案可以被治癒，而越早檢查出癌症的話，預後就越良好。不論你是什麼年齡，你應該定期檢查你的睪丸。（癌症研究基金會）

(a)描述心理學家所發現關於促進健康的方法——針對特定的困擾問題（例如，癌症或吸菸）。

- 學位候選人的答案

心理學家已執行許多健康增進的研究，雖然所採取的途徑有所不同。健康增進是指促進、加強或維持我們健康的任何行為。Janis提出其中一種途徑，她執行研究以決定「喚起人們的恐懼」是否會影響他

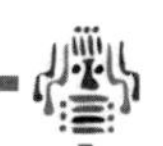

們改變或提升自己的健康行為。她對於蛀牙和口腔衛生的效應編排三套教材，每套針對於引起不同程度的恐懼。第一套教材是輕度恐懼；1/3 的大學生受試者聆聽這套教材。第二組受試者聆聽「喚起中度恐懼」的教材。第三組則是聆聽「喚起高度恐懼」的教材，他們被呈現蛀牙的極端個案。Janis發現，雖然第三套教材引起最大恐懼和關心，它也具有最高的負面評價。Janis的研究顯示，最低程度恐懼的這組在口腔衛生上顯現了最高程度的順從。

另一個途徑是耶魯傳播模式，它檢視我們最好以怎樣方式傳播訊息才能發生效果。耶魯傳播模式提出五個方式，它們影響健康增進是否可能成功。

1. 來源：訊息來源必須是可信賴的，也就是說在蛀牙的案例上，理想的來源應該是一位學識淵博的人，諸如牙科醫師。

2. 訊息：健康增進還需要考慮聽眾是否對於該疾病表示同情。假使如此，那麼單方面的陳述較為有效。然而，如果聽眾不太對該疾病表示同情的話，那麼雙方面的陳述都應該呈現。例如，有些人可能不太同情蛀牙的病況，因為他們視之為是個人的過失。在這種情況下，雙方面的論證可能較為有效。

3. 媒介：你如何傳播該訊息？Flay 表示，媒體是最重要的方式，因為它直接傳達給群眾。

4. 情境：如果聽眾對該情境有所見識，最有效的方式是讓他們獲致自己的結論。然而，如果聽眾缺乏見識，那麼你應該陳述你的結論。

5. 對象：這項健康增進應該針對什麼對象？例如，口腔衛生應該會較為有效，如果它是以兒童為目標，以便他們趁早養成良好口腔衛生和預防蛀牙的話。

另一個觀點是，他是否感受到足夠的威脅而願意採取行動。健康信念模式（Rosenstock）指出，只有當我們視威脅為真實的，我們才會實行健康的行為。但即使這種情況下，我們還需要某些行動的促發力量，也就是採取這樣行動的獲益（這些可能是減除身體症狀、免於焦慮等等）是否勝過障礙（這些可能是經濟、社會的因素等等）。他表示只有在這種情況下，我們才會採取行動。

Prochaska提出行為改變的五階段模式，他認為這將影響個人是否改變他們的行為。他表示我們首先經歷前沈思期（pre-contemplation）——沒有問題被認定，不需要改變。沈思期（contemplation）——了解問題。準備期（preparation）——準備改變。行動期（action）——改變行為。維持期（maintenance）——維持行為，例如，每天刷牙兩次，或至少六個月不吃甜食。

他表示，個人在抵達維持階段之前可能有 3～4 次嘗試改變他們的行為。

・考試官的評論

這部分問題被相當合乎要求地回答，雖然在處理方式上相當機械式表列，不總是前後一貫地針對於所發問的「單一」特定問題上。候選人正確地識別和描述三個適宜的研究途徑，即耶魯模式、健康信念模式和行為改變的階段模式。然而，答案可能較是集中在健康「增進」上，而不僅是放在行為「改變」上，而後者才是問題所要發問的。不論如何，候選人在這裡提供了良好的答覆，或許可以拿到A等級的分數。

(b)評鑑心理學家所發現關於促進健康的方法——針對特定的困擾問題。

〔提示：你的觀點可以包括關於健康增進的有效性、對於人性的假設、某些策略的道德標準，及心理學家所使用的方法論。〕

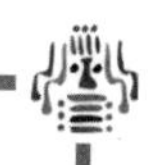

・學位候選人的答案

我的第一個評估議題是文化中心主義（ethnocentrism）。這涉及到該研究適用於其他文化的程度，也就是該研究是否純粹建立在西方白人社會對於健康增進的觀念和概念上。首先，耶魯傳播模式是文化中心主義的，因為它只考慮到西方社會有效率地傳播訊息的方法。它沒有考慮到其他文化可能不具有大眾傳播媒體（*Flay*），因此無法傳達給群眾。行為改變模式也是文化中心主義的，因為它認為「行為改變」是出於個人對行動的自由抉擇；再度的，西方個人主義的觀念可能不適用於較為集體主義的社會，後者視個人自己為團體的一部分。相較之下，Janis「喚起恐懼」的研究可以被視為較不是文化中心主義的，因為它採用自然的人類反應——恐懼——因此適用於其他文化。

我第二個評估議題是化約主義（reductionism）。該研究是否對行為採取化約的觀點，沒有考慮到可能影響該行為的其他因素。Janis「喚起恐懼」的研究是化約主義的，因為它只採取「如果我們害怕不良後果的話，我們將會奉行健康行為」的觀點，忽略了社會因素可能也在發揮作用的事實。像是 Fishbein 的理性行動模式指出，我們行為的可能性取決於兩件事情：該行為是否帶來益處，以及它是否社會合意。相較之下，耶魯傳播模式考慮較廣泛的各種因素，諸如什麼人傳達該訊息，它所鎖定的對象是誰，及他們已知道些什麼等等。

我接下來的評估議題是有效性（effectiveness）——該研究在促進健康行為上如何有效。Janis的研究檢視恐懼喚起，她發現在促進口腔衛生上，恐懼喚起並不具效果，或者跟不訴諸恐懼的演說有同等效果。儘管如此，恐懼喚起的策略在今日的促進活動中仍然被廣泛使用。對照之下，耶魯傳播模式是透過探討什麼因素組成成功的訊息而建立起來。因此，我們可以說它在促進健康上應該較為有效，因為它考慮到若干社會層面，諸如說服的對象是誰。例如，在目標團體是兒童的情況下，恐懼喚起可能不是促進健康的適當方法，所以是無效的。

我最後的評估議題是類推（generalization）——該研究是否能夠被推廣到其他人們（例如，次文化、不同族群、兒童、老年人等等）。Janis的研究以大學生為對象，首先因為他們的年齡，其次因為他們的知識，因此無法被類推到沒有受過教育、不是學生的人們。例如，老年人可能直接面對蛀牙，他們較熱衷於改變自己的健康行為——因為該威脅顯得較為逼真。這些學生就讀大學的事實意味著他們在該主題上較具有知識和理解力，認清蛀牙的極端個案是很少見的，不太可能發生在他們身上。對照之下，耶魯傳播模式考慮到有廣泛因素影響健康增進的訊息是否將會成功，因此，它們的發現可能較容易適用於他人。

・考試官的評論

再度的，這是合乎要求的答覆，針對問題的重心，雖然它再度地以機械式／表列的形式呈現（雖然比起（a）部分較不如此），且大致上清楚論述了問題重點。然而，它所提出的評估觀點應該更具體貼近關於特定困擾的健康增進。它所選定的牙齒衛生議題直到答題的半途才被考慮或應用到。這應該在答題的初始就檢視出來，然後在後續的評估中前後一貫地提及。此外，考試官曾建議若干較廣泛的議題，像是健康增進的有效性（暗示測量和效度的疑問等等）、對於人性的假設（大部分行為改變模式假定人類是理性的決策者，鼓勵對之作概略的批評，及其他這類問題），及某些策略的道德議題（例如，善盡告知的同意（informed consent）、對傷害的防護，等等）。但是候選人並沒有考慮這些議題。至於問題提示上所列的最後一個領域，即方法論，則有被檢定出來，並進行有效的評估，雖然這應該更明確與選定的問題聯繫起來。這裡最好提出更多具體而明確的訊息，這可以透過閱讀（及理解）更廣闊範圍的健康心理學研究而獲得。這篇答覆應該值得拿到A等級的分數。

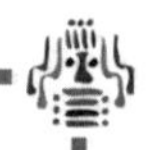

(c)陳述學校健康增進計畫的主要特色，或者針對促進自我檢驗，或者針對預防學生開始吸菸。

・學位候選人的答案

為了讓預防藥物濫用的學校倡導活動能夠奏效，這將需要提供兒童關於菸草（例如）的訊息。這授予他們訊息控制以降低他們濫用該藥物的機會。他們也需要被提供社會支持，這將有助於提升自我效能——對於你在完成工作上所具有能力的感受，或是你對自我價值的普遍感受。這可能意味著你感到自己有能力對提供你藥物的他人說「不要」。對於這樣的人際溝通場合，耶魯傳播模式顯然可以派上用場，例如，這可能涉及提供一位因為吸菸而受到癌症折磨的當事人——一位有親身經歷的人，以便談談吸菸的不良後果。

・考試官的評論

這個答覆還不錯，雖然它沒有擴展有關的觀念以證明對所涉及議題有良好理解。訊息控制（information control）在這裡被引用，雖然候選人沒有實際解釋它是什麼意思，或是它如何能夠降低濫用的可能性。社會支持和自我效能（self-efficacy）在這裡被結合使用，暗指前者促發後者。候選人應該加強這個環結，透過簡單地援引支持的證據（例如 *Bandura, 1977*）及／或簡要地描述在這方面可能促進自我效能的其他技術。耶魯傳播模式也被提及，雖然它需要作更進一步的延展。例如，這個模式在有效的傳播上不只是強調知識層面，它也強調訊息來源、訊息本身的特性（例如，單方面vs.雙方面的論證）、訊息被傳達到背景（例如，實驗室vs.現場），及接收者的特性。即使只要略述這其中某些要點，這應該可以把這部分答案的評分提升更高。這裡還需要注意的是，評鑑不是該問題的這個部分所作的要求。最後，值得注意的是，這個問題的重心是放在吸菸的預防（而不是後續的處置），因此，論述應該針對這個較早期的階段（例如，行為改變的階段模式）。這篇答覆或許仍然可以拿到A等級的分數。

——論文題練習2——

少量的糖可以幫助你服下藥物

不聽從醫囑的問題有多麼普及？

- 以短期的治療計畫處理急性疾病，病人遵照服藥指示的平均比例是78%；對於以長期治療計畫處理慢性疾病，它的比例降低到大約54%。
- 當服藥以預防疾病時，遵照指示的平均比例大約是60%，對短期和長期治療計畫而言都是如此。
- 如果是病人自己提出求診約定而不是醫師指定的話，病人遵從預定的求診時間表的可能性高多了。
- 至於遵照所被建議的生活風格的改變，諸如戒菸或改變個人的飲食，這普遍地相當多變，通常非常低〔*Sarafino*（*1994*）健康心理學：生物心理社會的交互作用，*Wiley, p. 309*〕。

(a)描述心理學家如何解釋為什麼人們不遵從醫囑。

・學位候選人的答案

心理學家已設法探討為什麼人們不遵從醫囑。其中一項研究顯示，人們對醫療語言的理解程度影響他們為什麼不順從。研究人員給予住進醫院的病人一份醫療用語的名單，要求他們加以記住。受試者被分成兩組，一組拿到的名單列有隨機安排的醫療用語，另一組則拿到有結構及有組織的名單。研究結果顯示，多出25%的病人能夠記得有結構及有組織的名單。這份名單也拿給醫學院學生（他們相當熟識醫療用語），其結果是當名單有組織時，多出50%的學生記得較多那

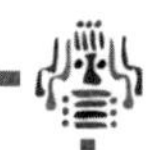

些用語。

另一項類似的研究也被施行，但是這一次，問題是關於他們的個人報告。研究結果顯示，受試者記得他們所聽取的第一件事情。但是對於不具結構問題的記憶仍然沒有改善。這個證據暗示著傳達方式影響病人對醫囑的順從。當病人理解某些醫療知識時，他們的回憶也有所增進。這表示 Craik & Lockhart 的記憶模式是正確的，因為他們越是理解跟自己有關聯的事項，他們就記得越多。

另一項研究則測試受試者對醫療用語的理解。許多位低社經地位（SES）的婦女在她們住在產科病房的期間，被詢問她們是否知道 13 個醫療用語的真正意思。其結果是 39%的婦女確實知道那些醫療用語的意思。這個結果高於醫生原先的預測。這說明了人們實際上不聽從醫囑是因為他們不理解自己被要求做些什麼。

制控觀（locus of control）也是另一個影響順從的因素。研究已顯示，當被建議戒菸（例如）時，外在制控觀的人們較少服從這樣的建議——相較於那些擁有內在制控觀的人們。這是因為外在制控觀的人們對自己沒有信心，他們認為自己不擁有控制權，所以無法加以戒除。至於內在制控觀的人們則認為他們有能力應付該情境。這顯示個性和制控觀影響順從的程度。

・考試官的評論

這是良好的答覆，直接針對問題重心，論述範圍廣泛，具有良好描述以及對於影響順從因素的理解。如果學生能夠更詳盡引證特定的研究（姓名／研究的年代），那將更有用處，雖然更重要的還是準確和有關聯的細節。需要注意的是，A級的答案可能會積極參與考題上每個不順從的引例（見上述黑點敘述），雖然這不是拿到A級分數所絕對必要的。總是要注意，考題上的暗示和樣例有助於你拿到額外的分數。這篇答覆或許可以獲得B級的分數，因為它良好的廣度和理解。

⒝評估心理學家如何解釋不遵從醫囑的行為。

〔提示：在你的評估中，你可能希望包括這些觀點：證據的價值、獲得證據所涉及的道德議題、從這樣的研究進行類推所涉及的疑難，以及這對於病人和醫生雙方的言外之意。〕

・學位候選人的答案

一項評估議題是化約主義。制控觀的研究是化約主義的，因為它只確認內在因素（例如，個性）為決定順從程度的因素。它忽視了外在因素，諸如同伴。關於戒菸，很有可能的情況是，個人擁有內在制控觀，但是不認為他能夠妥善處理戒菸問題，因為他的同伴表示他不應該戒菸。

另一個議題是生態效度（ecological validity，也就是它在多大程度上適用於真實生活）。前面所提在醫院施行的研究有高度的生態效度，因為它是在人們生活所在的地方施行。病人沒有被帶到實驗室，學生也是處身於他們的自然環境中。

對照之下，關於產科病房婦女的研究在生態效度上有高也有低。它之所以高是因為受試者就已經生活在那裡，沒有被要求移到截然不同的任何地點。但它也缺乏生態效度，因為產科病房的婦女通常不被要求填寫問卷，也很少被發問她們對醫療用語的理解程度。

這也導致道德的議題。當婦女懷孕而即將臨盆時，要求她們回答關於她們對醫療用語的理解，這可能被視為不道德的。如果她們得分很低，這可能導致她們感到緊張和憂慮。該研究並沒有提到聽證報告，以便對婦女們解釋，如果她們拿到低分數，她們不必為之擔憂。同樣的，另兩項研究也沒有提到聽證服告，這顯然違反道德準則，因為這些在醫院執行的研究也可能導致受試者感到有壓力，如果他們分數低落的話。這之所以違反道德準則是因為受試者被認為從實驗返回時應該跟他們進入時處於相同狀態。

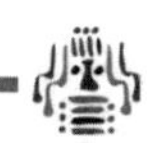

類推是另一個議題。產科病房的研究是以低社經地位的婦女作為樣本。這表示它不能被類推到男人、兒童或那些擁有較高社經地位的人們。這對研究效度提出了疑問，因為它不能被用來解釋為什麼別人不遵從醫囑。

・考試官的評論

再度的，候選人對這部分作了合乎要求的解答，顯示他適度理解在評鑑方面所提出的要求，雖然這部分答案相當「機械式」而「以表列為主軸」，沒有真正深化這些關係。(a)部分描述的研究是再訪（這完全可以接受），雖然這些研究的特定細節（如同前面的評論）在這裡仍然難以捉摸。候選人在這裡有技巧地採用生態效度的議題，顯示它在相同研究上可以是長處，也可以是弱點，取決於所評估的是什麼。這些發現對於病人和醫生雙方的涵義應該加以討論（如所建議的），這大有助於提升分數。整體而言，這份答案的等級是 B/C。

(c)建議一些方式以增進遵從醫囑的行為。

・學位候選人的答案

為了促進遵從醫囑的行為，有幾件事情可以著手進行。在人們的工作場所，我們可以提供若干方案以協助人們妥善處理他們的醫療需要。例如，資方可以考慮支付員工額外的津貼，如果員工（例如）戒菸或實行減肥的話。資方也可以設法減輕員工的壓力，以便他們儘快返回工作崗位。例如，資方可以提供員工休假，如果他們遵從醫生的囑咐服用指定藥物和從事運動的話。

操作制約（operant conditioning）是設法增進醫療順從行為的另一種方式。這可以利用獎賞和懲罰的體系來達成。例如，有一項研究以一位受到嚴重燙傷的女孩為對象。剛開始時，她不願意接受外傷的處理。然後，每當她行為乖巧，願意接受繃帶包紮時，研究人員就給予她獎賞；但是，每當她哭鬧而拒絕接受治療時，研究人員就什麼也不給她。這樣的制約作用協助她聽從醫療建議。如果人們被提供順從的誘因，那麼這可以增進他們的醫療順從行為。

良好的溝通是增進順從行為的另一種方式。如果醫生不使用醫療「行話」，而且確定病人理解他們被再三叮嚀的話語，這應該有助於促進順從行為。此外，如果醫生為他們病人提供支持，這可以協助病人有信心面對像是戒菸的醫療囑咐。這份支持在 Melzack 螺旋模式的行動階段將最具有助益，因為它可以協助人們應付問題而延續例如戒菸或節食的行為。

- 考試官的評論

這是尚好但受限的答案，它結合基本心理學和一般常識以建立對增進順從行為的建言。候選人選用操作制約用（第二段），顯示他對這個學習歷程的基本機制的適當理解。Melzack 的螺旋模式顯然是錯誤引述，這個模式應該是由 Prochaska & DiClemente（*1982*）所提出。無論如何，候選人並沒有對這個模式作較充分的描述以說明他對之的理解。這份答案可以拿到 C 等級的評分。為了提升這份答案到 A 等級，候選人可以再度檢視他們在(a)和(b)部分較為熟慮的某些引例，應用它們來更充分說明如何增進順從行為。通常，我們在考試上表現良好是因為策略和技巧，充分應用我們的認識和理解於問題重心上，完全不是天分或運氣！

——論文題練習 3——

「這一點也不會痛」，醫生說著，就在對你施加極大的疼痛之前。醫生如何知道你將感受多大程度的疼痛？心理學家如何評定或測量疼痛？下面表格摘自 McGill 疼痛問卷。

下面某些詞句描述了你目前的疼痛，圈選出那些作最適當描述的詞句。如果有任何類別是不適宜的，那麼跳過不管。但是在每個特定類別中，你只能挑選「單一」詞句——最符合你的疼痛情形的詞句。

1	2	3	4
閃動	跳痛	札痛	尖銳
抖動	突痛	刺痛	切割
悸動	劇痛	戳痛	撕裂
抽動		錐痛	
捶打		鑽痛	
轟擊			
5	**6**	**7**	**8**
揑痛	拉痛	發熱	隱隱作痛
擠痛	扯痛	灼傷	發癢
咬痛	扭痛	燙傷	陣陣劇痛
壓碎		燒焦	螫刺
痙攣			
9	**10**	**11**	**12**
鈍痛	柔性	厭煩	不舒服
酸痛	緊繃	疲憊困頓	窒息
傷痛	銼磨		
持續穿痛	割裂		
重傷			
13	**14**	**15**	**16**
害怕	處罰	惡劣	麻煩
畏懼	嚴懲	失去辨別力	困擾
恐怖	殘酷		苦惱
	凶暴		激烈
	殺戮		不堪忍受
17	**18**	**19**	**20**
延展	緊迫	微涼	絮聒
幅射	麻木	寒冷	噁心

滲透	扭曲	冰凍	苦悶
尖銳貫穿	壓榨		惶恐
	撕扯		折磨

Reprinted from Banyard (1996) *Applying Psychology to Health*, London：Hodder & Stoughton, p. 163.

(a)描述心理學家在評定或測量疼痛上所做的嘗試。

・學位候選人的答案

心理學家為了有效測量疼痛，他們需要採取生物心理社會的探討途徑。這意味著檢驗疼痛的生物、心理及社會的層面。測量疼痛的方式之一是使用自我報告量數。你可以採用McGill疼痛問卷，它具有不同截面，而且採取不同方式來描述你的疼痛。它發問你，你疼痛的部位，以及它是內部或外部的。它也發問你，你的疼痛像是什麼情形，以及你對自己疼痛的感受。這方面的較簡易版本是使用評定量表，從1到10評定你的疼痛。另有些量表是針對兒童使用，他們被要求為不同類型的疼痛選擇不同的顏色。然而，他們可以在一張他們身體的輪廓圖上塗上顏色，以顯示他們最感到疼痛的部位。

至於從生物層面測量你的疼痛，你可以利用儀器測量你的神經活動，稱之為生態計量圖（ecometergraph）。另一種測量疼痛的方式是定期訪談經歷疼痛的當事人。如此，你可以發現關於疼痛的許多事情。此外，跟當事人的家人談談，這也有所助益。你可以訓練這些家人注意當當事人處於疼痛時所做的一些事情，例如，大量睡眠，或是整天心神不寧。然後，當當事人做這些事情時，家人可以記錄下來。所有這些事項都有助於醫生更充分理解當事人疼痛的全貌。

・考試官的評論

這是一篇合乎要求的答覆，它針對了問題重心，而不只是提出

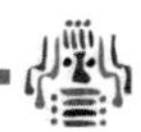

「我所知道關於疼痛的每件事情」的籠統答案。因此，候選人證明了在訊息供應方面的選擇技巧。這份答案是準確的，有適度良好的細節，而且反映了問題解答的複數性，也就是正常情況下對於問題的要求提出至少兩種以上可能解答。當應用生物心理社會模式於疼痛時，它在這裡提供了非常有用的架構，以供描述各種不同的測量技術（也就是疼痛的生物、心理和社會維度及其測量）。然而，為了提升這份答案到等級 A，候選人應該稍微再詳盡些描述 McGill 疼痛問卷（MPQ）。例如，概述 MPQ 的四個部分，疼痛病人利用人體的正面圖和背面圖標示他們最感到疼痛的部位。他們也可以如上述的圈選疼痛形容詞、記錄疼痛隨著時間的變化，以及在一個五點量表上（從輕微以迄於極度疼痛）評估疼痛的強度。生態計量圖或許應該稱為肌電圖（electromyogram, EMG）才對，它是記錄受擾於下背痛病人的肌肉繃緊程度。從這個角度檢視候選人的答案，我們可以看出他在這方面描述相當基本而不準確。這裡沒有提到的其他生物測量方法包括有自律系統的指數（例如，不隨意歷程的量數，諸如血液流速、心跳速率和手部皮膚的溫度）。候選人也簡要論述訪談法和重要他人的觀察，這博得某些分數，雖然再度需要更詳盡些（及或許引用研究？）以把答案提升到 A 等級。就現況而言，這篇答覆的評分可能是 C^+或 B^-。

⒝評估心理學家在評定或測量疼痛上所做的嘗試。

〔提示：你不妨考慮下列事項：對不同測量方法作個比較和對照、評估各種測量的效度和信度、個別差異，及各種測量的有效性。〕

・學位候選人的答案

關於受擾於疼痛的當事人，我們如果要求他的家人觀察他的行為舉止，且記錄下他所做的事情，這將是不道德的，因為這顯然侵犯當事人的隱私權。當事人可能沒有問題，只是有點煩躁，但是他的家人可能認為這表示他處於疼痛。

McGill疼痛問卷是文化（或族群）中心主義的。其他文化可能使用不同詞語來形容他們的疼痛。如果你以英語交談和閱讀，你才能夠利用這份問卷。因此，它不適用於其他文化和外國人。此外，它也不適用於還不能閱讀和書寫的兒童，因為他們還不理解那些詞語的意思。

這些測量疼痛的方法中，每種都只有當與其他方法配合使用時才是良好的。生理方法就其本身而言不是令人滿意的。我們已經知道當事人處於疼痛。疼痛問卷（特別是McGill）則較為良好，因為它們具有詞語的廣泛選擇，也提供多種方式以描述你的疼痛。然而，我們通常難以想出單一詞語來描述自己的疼痛。這就是為什麼與醫生的訪談相當重要，它有助於找出當事人對身體不適的感受，以及他們正如何加以抗衡。

・考試官的評論

在這個問題上，候選人被要求在他們答案中證明自己評估的技巧。候選人是做了些努力，提出合理的方法論和程序上的批評，雖然這些並沒有就問題重心作適當的延展。從問題的提示可以看出，它是在倡議疼痛測量上的折衷途徑，因此把真正重心放在疼痛測量的信度和效度上（也就是疼痛測量是否產生一致的結果？這些結果（量數）是否真正測量到疼痛經驗？）。例如，就後者而言，Andrasik 等人（*1982*）發現，頭痛病人與沒有頭痛病人之間在上述自律系統的測量上不存在差異，這令人懷疑這些測量的效度。最後，候選人的答案列舉 MPQ 的優點和不利之處，這可以博得分數，雖然剖析的程度稍微不足。這份答案只能拿到 C^-的評分。

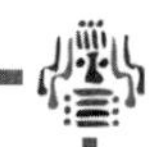

(c)建議某個減輕疼痛的心理策略。說明你的建議所依據的理論。

・學位候選人的答案

有許多不同心理策略可以減輕疼痛，其中一種策略是採用分心（distraction）技術。這是透過病人把注意力集中在房間中非疼痛的刺激上，以使得他們的心思脫離於疼痛。許多研究已顯示，你可以透過做許多事情來使自己分心（抽離自己），像是計算天花板的瓷磚、唱歌、聆聽某個人的聲音、聆聽音樂，及玩電視遊樂器等等。

還有些心理策略也可以被用來減輕疼痛，諸如肌肉放鬆和靜坐的技術。經由從事靜坐，你把注意力放在其他事項上而讓自己心神抽離肉體的疼痛。你越是能夠讓你的心思擺脫疼痛，減痛效果越好。當你有其他事情需要思索時，你就越容易達成。

・考試官的評論

這個題目只要求「一個」減輕疼痛的策略，但候選人卻提供了兩個（或可能三個！）。在這種情況下，考試官通常會為所有答案評分，但是「只有」最好的那個答案才被實際計分。候選人最好是挑選出「一個」心理策略，然後針對它作詳盡闡述。不論如何，就上述答案而言，它的兩個選項相當類似，而且只反映了相當基本層次的記述和理解。因此，這份答案只能落在不及格／及格的分界線上。

我們希望這幾篇論文題顯示了針對問題重心答題、檢定出機能字詞（例如，描述、評估等等），及確保以充實內容來完整回答問題的重要性。隨著不斷的練習和回饋，你應該可以成為一位考試能手。加油！

重要字彙

A-beta fibre（皮膚的）——A-beta纖維：有髓鞘的神經纖維，應對像是光線、壓觸或振動等機械性刺激。

A-delta fibre（皮膚的）——A-delta纖維：有髓鞘的神經纖維，可能受到壓觸、灼熱、冰冷或化學物質的激發。

acupuncture——針灸術：它是經由刺激體表的特定部位（穴位）以處理某些疼痛（及其他）狀況的一種治療技術。例如，它把細長的針插入皮膚中以激發皮膚神經纖維。

acute（pain / stress / disorders）——急性（疼痛／壓力／疾患）：在短暫期間中發生的疾病或失調。它們通常是可以治癒的。

adherence——遵從，聽從：在與健康或疾病有關的身體狀況上，個人遵循所被建議的忠告或治療的程度。

adrenal glands——腎上腺：兩個小腺體，位於腎臟的頂端；它們是應對壓力的內分泌系統的一部分。

adrenaline——腎上腺素：一種與正腎上腺素密切關聯的激素。它有助於加快心跳速率，以及提升呼吸的速度和深度。它也涉及針對有害刺激的疼痛緩和。

aerobic exercise——有氧運動：高系統的良好運作強度而持久的運動，它被認為有助於促進心臟血管和其他有益健康的效果。

afferent——傳入：傳至中樞神經系統的神經衝動；意識上察覺的傳入訊息被描述為「感覺的」。傳入神經元也被稱為感覺神經元。

AIDS（acquired immune deficiency syndrome）——愛滋病（後天免疫不足症候群）：免疫系統漸進性的減損，它是由人體免疫不足病毒（HIV）所引起。

anorexia nervosa——神經性厭食症：一種過度節食和運動所引起的病況，造成體重嚴重低於理想標準。它最常發生在青少年女孩身上。

atherosclerosis——動脈粥樣硬化：它是心臟病的主要原因，由於動脈管壁的窄化所引起（例如，斑點或沈積物的形成，因此阻礙了血液流動）。

autonomic nervous system（ANS）——自律神經系統：周圍神經系統的一部分，控制內臟器官的活動；它的作用典型地不受大腦意志的控制。

biofeedback——生理回饋法：它是用來提供關於身體歷程（例如，心跳速率）運作情形的回饋的方法，以便隨後能夠控制該歷程。

biomedical model——生物醫學模式：這種觀點指出，疾病可以根據身體因素加以解釋，不用訴諸於心理或社會的歷程。它直到近期以前一直是醫療實施上的主導模式。

biopsychosocial model——生物心理社會模式：這種觀點指出，任何既定的健康或疾病狀態都牽涉到生物、心理和社會的因素。

blood pressure——血壓：血液施加在管壁上的力量。

breast self-examination（BSE）——乳房自我檢驗：每個月對乳房施行檢查，以偵測內部組織是否發生病變（一種偵察乳癌的主要方法）。

bulimia——貪食症：一種飲食症候群，特色是交替的暴飲暴食和排除食物（透過像是嘔吐或服用瀉藥等方法）。

C fibre——C 纖維：無髓鞘的神經纖維，應對類似於 A-delta 纖維的刺激。這種纖維所傳遞的痛覺經驗可以稱之為「灼痛」，這種疼痛開始較慢，地點範圍不太分明，持續時間較長。這種疼痛也被稱為「次級疼痛」（second pain），以有別於 A-beta 纖維所傳遞的「初級疼痛」（first pain）——或被描述為「銳痛」或「刺痛」，地點明確，也較快平息。

cardiovascular system——心臟血管系統：身體的運輸系統（心臟、血管和血液），負責攜帶氧氣和營養物質到身體各部位，而且運走二氧化碳和其他廢物以便排泄。

Cartesian dualism——笛卡耳的二元論：十七世紀的一種哲學立場，它主張心靈（或靈魂）與肉體是隔開的，肉體是機械性的，可以透過身體和數理的研究加以理解。

catecholamines——兒茶酚胺類：神經傳導介質腎上腺素和正腎上腺素，它們在壓力期間大量分泌而促進交感神經系統的活動。

causalgia——灼痛：一種強烈、燒灼似的疼痛，它是由正常情形下無害的刺激所引發。

cholesterol——膽固醇：一種脂肪似的物質，主要是在肝臟之處合成，存在於血液和大部分組織中。高度膽固醇可能與心臟病和其他疾患有關聯。

chronic（pain / stress / disorders）——慢性（疼痛／壓力／疾患）：長時間（長期）發生的疾病或其他失調，通常無法治癒，因此需要加以管理。

cognitive-behaviour therapy——認知－行為治療：一種建立在學習理論的原理上的治療技術，用來改造與所想要改變的某種行為（例如，吸菸）有關的認知和行為。

coping——因應，應付：嘗試應付外界要求的歷程，而這樣的要求被評估為難以負荷或逾越了個人資源。

coronary heart disease（CHD）——冠心病：對於由動脈粥樣硬化（參考上述）所引起疾病的通稱。

cross-sectional studies——橫斷研究：這種研究方法涉及許多不同變項（例如，不同發展階段個體的若干行為）同時接受測量。

cutaneous——皮膚的：與皮膚有關的。

diabetes——糖尿病：一種慢性病症，患者的身體無法製造或適當地利用胰島素。

efferent——傳出：從中樞神經系統輸出的神經衝動，向外傳抵周圍部分（肌肉、腺體）。傳出神經元也被稱為運動神經元。

electrocardiogram（ECG）——心電圖：利用擴大的電位，所記錄心跳周期的曲線圖形，可以用來研究心臟機能運作的情形。

electroencephalogram（EEG）——腦波圖：大腦皮質中膜電位變化的記錄圖。

endocrine system——內分泌系統：無專有導管的腺體系統，直接分泌激素到血液中以激發目標器官（例如，針對壓力）。內分泌系統也與神經系統的機能運作交互作用。

epidemiology——流行病學：根據對物理和社會環境的調查，以研究傳染病和非傳染病在特定人口中的發生頻率、分布情形和原因。

fight-or-flight response——戰鬥或逃離反應：生理和身體的反應型態，以供有機體為緊急事件作好準備。

general adaptation syndrome（GAS）——一般適應症候群：指生理學家Hans Selye所發現的適應現象，有機體在重大壓力下，它們的身心適應一般會出現三個階段性的變化。

hardiness——堅毅：一種應付風格上的個別差異，它的特色是參與感、個人控制的信念，及面對挑戰的意願。這種特性被認為是應付壓力事件的一種有效資源。

health belief model——這個模式指出，個人是否從事有益健康的行為將是取決於所知覺的健康威脅，以及在減低這樣威脅上所知覺的行動有效性。

health promotion——健康增進：一種概括的理念，它主張健康是一種個人和集體的成就，透過個體、社會或政策的推動而發生。

health psychology——健康心理學：心理學的分支之一，致力於理解心理因素對於健康與疾病的影響。它也考慮對於這些狀態的反應，以及健康政策和健康介入措施的心理起源和衝擊。

helplessness——無助：個人所持的一種信念，即認為自己無能為力造成環境的轉變。這被認為可能對個人健康有害。

holistic（health / medicine）——整體觀（健康／醫學）：這種健康／醫學的觀點視健康為一種積極狀態，強調所治療的是整個人，而不僅是有病的部分。它通常與某些非傳統的健康實施有關聯。

hypertension——高血壓：過高的血液壓力，它與多種醫療困擾有關聯，包括冠狀動脈疾病。

hypothalamus——下視丘：為間腦的主要構造之一，它負責調整水分平衡、控制飢餓和性的慾望，以及對於心臟機能動作、血壓、呼吸和內分泌系統的較廣泛調節。

illness behaviour——身體不舒服行為：當人們體驗到疾病的症狀時所採取的活動，以便在拜訪醫生之前更進一步認識他們的病情。

immune system——免疫系統：身體從事抵抗以避免受到入侵的有機體的傷害，這是出生時就從母親之處獲得，透過疾病，或透過預防接種。

immunosuppression——免疫抑制：免疫細胞的數量或它們的功能受到壓抑的程度（例如，當面臨壓力時）。

learned helplessness——學得的無助：Seligman（*1975*）所使用的術語，以描述病人當知道他們不能改變自己的處境時，他們所學得的反應消極性。這被認為對個人健康有不利影響。

locus of control——制控觀，制控信念：個人對於健康事件是自己所能夠控制（內在）或受到環境控制（外在）所持的信念。

lymph nodes——淋巴結：一種濾器，淋巴液（各種組織所沈浸的液體，源自血液）通過它們而返回血流中。

lymphatic system——淋巴系統：身體的排水系統，它被認為與免疫功能有關聯。

mind-body relationship——心身關係：哲學上的論爭，關於心靈與身體究竟不能區別地作為單一系統而運作，或是它們作為兩個獨立的系統而起作用。

morbidity——罹患率：指某種疾病在某個既定時刻中所存在的個案數量，它可能表示新個案的數量（發生率），也可能是表示現存個案的總數量（普及率，流行率）。

mortality——死亡率：由於某種原因而死亡的數量。

myelinated——有髓鞘的：包圍在神經纖維外面而具有絕緣作用的構造即為髓鞘，它含有高蛋白質成分。

myocardial infarction——心肌梗塞：當凝塊在冠狀動脈血管中成形而阻礙了血液流到心臟時，這所造成的心臟病發作就稱為心肌梗塞。

neurone（nerve cell）——神經元，神經細胞：神經元是神經系統的基本功能單位，它發生特化以傳遞電神經衝動，因此把訊息從身體的某個部位傳送到另一個部位。

neurotransmitters——神經傳導介質：神經元軸突末梢所分泌的一種化學物質，涉及調節神經系統的機能運作。

nociceptors——傷害接受體：發出逼近或實際的組織傷害訊息的神經細胞。

noradrenaline——正腎上腺素：與腎上腺素密切相關的一種激素，其作用是減緩心跳，以及提升呼吸的速度和深度。正腎上腺素也是一種神經傳導介質，主要由腦部或交感神經系統的節後神經元軸突末梢所分泌，它涉及對於有害刺激之疼痛反應的調節。

obesity——肥胖：身體脂肪的過度堆積，它被認為促成多種健康方面的困擾，包括心臟血管疾病。

operant conditioning——操作制約：每次當某個反應發生時就提供獎賞（或懲罰），不用多久，這個反應就開始較頻繁（或較少）發生。

osteoporosis——骨質疏鬆症：骨骼組織的流失，造成骨骼的脆弱，甚至發生骨折。

pathogen——病原體：危害健康的因素。它通常是身體方面的，但也可能在性質上是心理或社會的。

phantom limb pain——幻肢痛：在肢體被截除後，病人感覺彷彿該肢體仍然存在。這種來自肢體被截除部分的疼痛感覺就稱之為「幻肢痛」。

placebo——安慰劑：一種醫療處置，醫生所開給病人的「藥劑」實際上不具有效果（例如，只是維生素片），但卻可能有助於減輕病情，這是因為病人的信心和他們對藥效的期待所致。

primary appraisal——初級評價：指個人在處理壓力上把新或變動的事件視為負面、中性或正面。

psychogenic——心因性：具有心理的起源，而不是身體方面——這個術語通常被應用在症狀和疾病上。

quality of life——生活品質：個人能夠儘量發揮他的身體、心理、職業和社交功能的程度。

reappraisal——重新評價：在壓力的因應上所使用的術語，以描述透過利用隨後呈現的變動訊息而繼續監視壓力反應和我們對之的反應。

secondary appraisal——次級評價：在處理壓力方面，個人對自己的資源和應付能力進行評估以對抗所知覺的傷害、威脅或挑戰。

self-image——自我意象，自我形象：指個體想像中的自己；個人對於自己的特性和屬性所持的一整套信念。

self-efficacy——自我效能：個人對自己從事某種工作所具有能力，以及對該工作可能做到的地步的一種主觀評價。

self-esteem——自尊，自重：指個體對自己的特性和屬性的整體評價，或個體對自身的感受。

serotonin——5—羥色胺，血清胺：一種神經傳導介質，涉及睡眠歷程（引發慢波睡眠，但卻壓抑快速眼動睡眠的出現）和針對有害刺激的疼痛緩解。

sick-role behaviour——生病角色行為：人們在接受診斷（通常是來自於醫生）之後採取的行為，以針對於復原。

social support——社會支持：他人所傳達的訊息，指出當事人受到關愛和照顧，尊敬和重視，且身為交際和援助網絡的一部分。

somatic nervous system——體神經系統：為周圍神經系統的一部分，它是由將訊息從中樞神經系統傳達至骨骼肌的傳出神經元（運動神經元）所組成。體神經系統之傳導所產生的動作是隨意的，受到大腦的意識控制。

stress——壓力：當人們面對的事件被他們認為危害到自己的身體或心理的安

寧時所發生的狀態。

stress responses——壓力反應：個體對於他認為危害到自己安寧的事件產生的反應（例如，參考上述的戰鬥或逃離反應）。

stressors——壓力來源：個體視為已危害到他的身體或心理安寧的事件。

stroke——中風，腦溢血：血液受到阻礙不能流至大腦所引起的病況，它引人注目的是通常造成身體或認知的損害，在極端情形下，導致死亡。

sympathetic nervous system——交感神經系統：為自律神經系統的一部分，其主要作用是動員身體以準備行動。

T-cells（lymphocytes）——T細胞（淋巴細胞）：免疫系統內對抗感染媒介的白血球。它們負責細胞調節的免疫性（對比於B—淋巴細胞，它們是負責體液的免疫性，而在血流中運行）。

T-cells（transmission cells）——T細胞（傳遞細胞）：位於脊髓背面隆起的細胞，控制疼痛的訊息傳送到腦部（不要與上述免疫系統的T細胞混淆了）。

testicular self-examination（TSE）——睪丸自我檢查：檢查睪丸以偵測內部組織是否發生病變的方法——一種早期發現睪丸癌的主要方法。

unrealistic optimism——不切實際的樂觀：個人相信自己較不容易遭遇各種不利的健康事件，而且較可能招致各種有利的事件——相較於實際的情況。

visceral organs——內臟器官：位於體腔內的器官，特別是腹腔的器官（胃、大小腸，等等）。

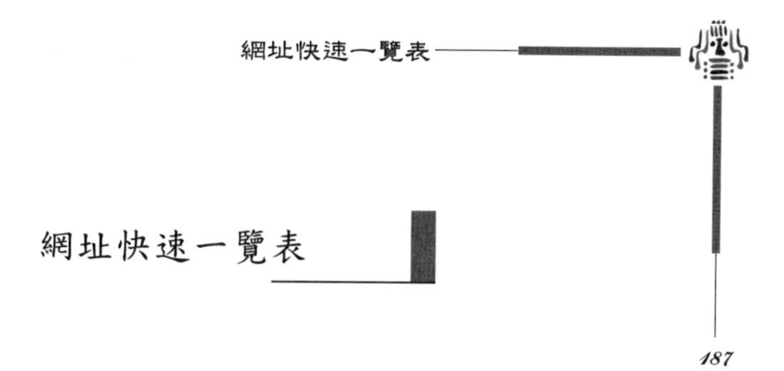

網址快速一覽表

1 The Society of Behavioural Medicine

http://psychweb.syr.edu/sbm/sisterorg.html

Extensive links to psychology sources, government sources and public health sites, including public health, psychology and medicine.

2 The Post-Traumatic Stress Resources Web Page

http://www.long-beach.va.gov/ptsd/stress.html

This web page lists and maintains information and links to professional information on Post-Traumatic Stress Syndrome.

3 Columbia University: Health and Stress (searchable data)

http:/www.alice.columbia.edu/

4 Stress

http://www.fisk.edu/vl/stress/

WWW virtual library on stress. Stress-related links, including commercial, government and non-profit web sites and resources.

5 On the lighter side . . . The Longevity Game

http://www.northwesternmutual.com/games/longevity/longevity-main.html

A game to determine how long one will live based on one's current style. Also listed as an activity in 4 (Stress) above.

6 University of York, UK

http://www.york.ac.uk

York University home page, leading into Psychology Department and extensive resources/links (including health psychology).

參考書目

Abrams, D., Abraham, C., Spears, R. and Marks, D. (1990) AIDS invulnerability: relationships, sexual behaviour and attitudes among 16–19-year-olds, in P. Aggleton, P. Davies and G. Hart (eds), *AIDS: Individual, Cultural and Policy Dimensions*, London: Falmer Press, 32–52.

American Psychiatric Association (APA) (1987) *Diagnostic and Statistical Manual of Mental Disorders*, 3rd rev. edn, Washington, DC: American Psychiatric Association.

Andrasik, F., Blanchard, E. B., Arena, J. G., Saunders, N. L. and Barron, K. D. (1982) Psychophysiology of recurrent headaches: methodological issues and new empirical findings, *Behaviour Therapy* 13, 407–29.

Atkinson, R. L., Atkinson, R. C., Smith, E. E. and Bem, D. (1993) *Introduction to Psychology*, 11th edn, New York: Harcourt Brace Jovanovich.

Bach, S., Noreng, M. F. and Tjellden, N. U. (1988) Phantom limb pain in amputees during the first 12-months following limb amputation after preoperative lumbar epidural blockade, *Pain* 33, 297–301.

Bain, D. J. G. (1977) Patient knowledge and the content of the consultation in general practice, *Medical Education* 11, 347–50.

Bandura, A. (1977) Self-efficacy, *Psychological Review* 84, 191–215.

Banyard, P. (1996) *Applying Psychology to Health*, London: Hodder and Stoughton.

Barber, T. X. (1984) Hypnosis, deep relaxation, and active relaxation: data, theory, and clinical applications, in R. L. Woolfolk and P. M. Lehrer (eds), *Principles and Practice of Stress Management*, New York: Guilford Press.

Becker, G. S. (1976) *The Economic Approach to Human Behavior*, Chicago: University of Chicago Press.

Beckman, H. B. and Frankel, R. M. (1984) The effect of physician behaviour on the collection of data, *Annals of Internal Medicine* 101, 692–6.

Beecher, H. K. (1956) Relationship of significance of wound to pain experienced, *Journal of the American Medical Association*, 161(17), 1609–13.

Belloc, N. B. and Breslow, L. (1972) Relationship of physical health status and health practices, *Preventative Medicine* 1, 409–21.

Bennett, P. and Murphy, S. (1997) *Psychology and Health Promotion*, Buckingham: Open University Press.

Benson, H. (1974) Your innate asset for combating stress, *Harvard Business Review* 52, 49–60.

Blanchard, E. B., Appelbaum, K. A., Radniz, C. L., Morrill, B., Michultka, D., Kirsch, C., Guarnieri, P., Attanasio, V., Andrasik, F., Jaccard, J. and Dentinger, M. P. (1990) Placebo-controlled evaluation of abbreviated progressive muscle relaxation and of relaxation combined with cognitive therapy in the treatment of tension headache, *Journal of Consulting and Clinical Psychology* 58, 210–15.

Bowling, A. (1997) *Measuring Health: A Review of Quality of Life Measurement Scales*. Buckingham: Open University Press.

Boyle, C. M. (1970) Differences between patients' and doctors' interpretations of common medical terms, *British Medical Journal* 2, 286–9.

Brannon, L. and Feist, J. (1997) *Health Psychology*, Pacific Grove, CA: Brooks Cole.

Budd, K. (1994) Monoamine function and analgesia, *Pain Reviews* 1(1), 3–8.

Cameron, L., Leventhal, E. A. and Leventhal, H. (1993) Symptom representations and affect as determinants of care seeking in a community-dwelling, adult sample population, *Health Psychology* 12, 171–9.

Carson, B. S. (1987) Neurologic and neurosurgical approaches to cancer pain, in D. B. McGuire and C. H. Yarbro (eds), *Cancer Pain Management*, Philadelphia: Saunders, 223–43.

Cave, S. (1999) *Therapeutic Approaches in Psychology*, London: Routledge.

Chapman, C. R. and Gunn, C. C. (1990) *Acupuncture*, in J. J. Bonica (ed.), *The Management of Pain*, 2nd edn, Malvern, PA: Lea and Febiger, 1805–21.

Clark, W. C. and Clark, S. B. (1980) Pain response in Nepalese porters, *Science* 209, 410–12.

Cooper, C. L. (1996) *Handbook of Stress, Medicine and Health*, London: CRC Press.

Cooper, K. H. (1982) *The Aerobics Program for Total Well-Being*, New York: Evans.

Crichton, E. F., Smith, D. L. and Demanuele, F. (1978) Patients' recall of medication information, *Drug Intelligence and Clinical Pharmacy* 12, 591–9.

Curtis, A. J. (1999) Understanding pain, *Psychology Review*, 6(1).

DiClemente, C. C., Prochaska, J. O., Fairhurst, S. K., Velicer, W. F., Velasquez, M. M. and Rossi, J. S. (1991) The process of smoking cessation: an analysis of precontemplation, contemplation, and preparation stages of change, *Journal of Consulting and Clinical Psychology* 59, 295–304.

Dolce, J. J. (1987) Self-efficacy and disability beliefs in behavioural treatment of pain, *Behaviour and Research Therapies* 25(4), 289–99.

Downie, R. S., Tannahill, C. and Tannahill, A. (1996) *Health Promotion: Models and Values*, Oxford: Oxford University Press.

Duby, G. (1993) *Love and Marriage in the Middle Ages*, London: Polity Press.

Ellis, A. (1962) *Reason and Emotion in Psychotherapy*, Secausus, NJ: Lyle Stuart.

Engel, G. L. (1977) The need for a new medical model: a challenge for biomedicine, *Science* 196, 129–35.

Evans, P., Clow, A. and Hucklebridge, F. (1997) Stress and the immune system, *The Psychologist* 10(7), 303–7.

Ewles, L. and Simnett, I. (1995) *Promoting Health: A Practical Guide*, London: Scutari Press.

Fallon, A. E. and Rozin, P. (1985) Sex differences in perceptions of desirable body shape, *Journal of Abnormal Psychology* 94, 102–5.

Fisher, S. and Reason, J. (1989) *Handbook of Life Stress, Cognition, and Health*, Chichester: Wiley.

Folkman, S. and Lazarus, R. S. (1988) *Manual for the Ways of Coping Questionnaire*, Palo Alto, CA: Consulting Psychologist Press.

Fordyce, W. E. (1974) Pain viewed as learned behavior, in J. J. Bonica (ed.), *Advances in Neurology*, vol. 4, New York: Raven.

—— (1976) *Behavioral Methods for Chronic Pain and Illness*, St Louis: Mosby.

Fraser, G. E., Beeson, W. L. and Phillips, R. L. (1991) Diet and lung cancer in California Seventh-day Adventists, *American Journal of Epidemiology* 133, 683–93.

Friedman, M. and Rosenman, R. H. (1959) Association of specific overt behavior pattern with blood and cardiovascular findings, *Journal of the American Medical Association* 169, 1286–97.

Friedman, M., Thoreson, C., Gill, J., Ulmer, D., Powell, L., Price, V., Brown, B., Thomson, L., Rabin, D., Breall, W., Bourg, E., Levy, R. and Dixon, T. (1986) Alteration of Type A behavior and its effects on cardiac reoccurrences in post myocardial infarction patients: summary results of the Recurrent Coronary Prevention Project, *American Heart Journal* 112, 653–65.

Fries, J. F., Green, L. W. and Levine, S. (1989) Health promotion and the compression of morbidity, *Lancet* 1, 481–3.

Garfinkel, P. E. and Garner, D. M. (1982) *Anorexia Nervosa: A Multi-disciplinary perspective*, New York: Brunner-Mazel.

Garland, A. F. and Zigler, E. F. (1994) Psychological correlates of help-seeking attitudes among children and adolescents, *American Journal of Orthopsychiatry* 64, 586–93.

Glynn, C. J., Lloyd, J. W. and Folkard, S. (1981) Ventilatory responses to chronic pain, *Pain* 11, 201–12.

Greer, S., Morris, T. E. and Pettingale, K. W. (1979) Psychological responses to breast cancer: effect on outcome, *Lancet* 2, 785–7.

Hackett, T. P. and Weisman, A. D. (1969) Denial as a factor in patients with heart disease and cancer, *Annals of the New York Academy of Sciences* 164, 802–17.

Hamburg, D. A., Elliott, G. R. and Parron, D. L. (1982) *Health and Behavior: Frontiers of Research in the Behavioral Sciences*, Washington DC: National Academy Press.

Haynes, R. B., Sackett, D. L. and Taylor, D. W. (eds) (1979)

Compliance in Health Care, Baltimore, MD: Johns Hopkins University Press.

Hayward, S. (1998) Stress, health and psychoneuroimmunology, *Psychology Review* 5(1), 16–19.

Heuch, I., Kvale, G., Jacobsen, B. K. and Bjelke, E. (1983) Use of alcohol, tobacco and coffee, and risk of pancreatic cancer, *British Journal of Cancer* 48, 637–43.

Hilgard, E. R. (1979) Divided consciousness in hypnosis: the implications of the hidden observer, in E. Fromm and R. E. Shor (eds), *Hypnosis: Development in Research and New Perspectives*, Chicago: Aldine, 45–79.

Hilgard, E. R. and Hilgard, J. R. (1975) *Hypnosis in the Relief of Pain*, Los Altos, CA: Kauffman.

Hogan, J. (1989) Personality correlates of physical fitness, *Journal of Personality and Social Psychology* 56, 284–8.

Holland, W. W., Detels, R. and Knox, G. (eds) (1991) *Oxford Textbook of Public Health*, 2nd edn, Oxford: Oxford Medical Publications.

Homedes, N. (1991) Do we know how to influence patients' behaviour?, *Family Practice* 8(4), 412–23.

Hongladrom, T. and Hongladrom, G. C. (1982) The problem of testicular cancer: how health professionals in the armed services can help, *Military Medicine* 147, 211–13.

Hyland, M. E. and Kenyon, C. A. P. (1992) A measure of positive health-related quality of life: the Satisfaction with Illness Scale, *Psychological Reports*, 71, 1137–38.

Jachuk, S. J., Brierly, H., Jachuck, S. and Willcox, P. M. (1982) The effect of hypotensive drugs on the quality of life, *Journal of the Royal College of General Practitioners* 32, 103–5.

Jacobs, T. J. and Charles, E. (1980) Life events and the occurrence of cancer in children, *Psychosomatic Medicine* 42, 11–24.

Jacobson, E. (1934) *You Must Relax*, New York: McGraw-Hill.

—— (1938) *Progressive Relaxation: A Physiological and Clinical Investigation of Muscle States and their Significance in Psychology and Medical Practice*, 2nd edn, Chicago: University of Chicago Press.

Johnson, C. and Larson, R. (1982) Bulimia: an analysis of moods and behaviour, *Psychosomatic Medicine* 44, 341–51.

Kabat-Zinn, J., Lipworth, L. and Burney, R. (1985) The clinical use of mindfulness meditation for the self-regulation of chronic pain, *Journal of Behavioral Medicine* 8, 163–90.

Karasek, R. and Theorell, T. (1990) *Healthy Work: Stress, Productivity and the Reconstruction of Working Life*, New York: Basic Books.

Kasl, S. V. and Cobb, S. (1966a) Health behavior, illness behavior, and sick role behavior I. Health and illness behavior, *Archives of Environmental Health* 12, 246–66.

—— (1966b) Health behavior, illness behavior, and sick role behavior II. Sick role behavior, *Archives of Environmental Health* 12, 531–41.

Kelly, W. D. and Friesen, S. (1950) Do cancer patients want to be told?, *Surgery* 27, 822–6.

Kiselica, M. S., Baker, S. B., Thomas, R. N. and Reedy, S. (1994) Effects of stress inoculation training on anxiety, stress, and academic performance among adolescents, *Journal of Counselling Psychology* 41, 335–42.

Klohn, L. S. and Rogers, R. W. (1991) Dimensions of the severity of a health threat: the persuasive effects of visibility, time of onset, and rate of onset in young women's intentions to prevent osteoporosis, *Health Psychology* 10, 323–9.

Kobasa, S. C. (1979) Stressful life events and health: an enquiry into hardiness, *Journal of Personality and Social Psychology* 37, 1–11.

Kobasa, S. C., Maddi, S. R. and Puccetti, M. C. (1982) Personality and exercise as buffers in the stress–illness relationship, *Journal of Behavioral Medicine* 5, 391–404.

Koniak-Griffin, D. (1994) Aerobic exercise, psychological well-being, and physical discomforts during adolescent pregnancy, *Research in Nursing and Health* 17, 253–68.

Kremer, E. F., Atkinson, J. H., Jr. and Ignelzi, R. J. (1981) Pain measurement: the affective dimensional measure of the McGill Pain Questionnaire with a cancer pain population, *Pain* 12, 153–63.

Kubler-Ross, E. (1969) *On Death and Dying*, New York: Macmillan.

Kuczmarski, R. J. (1992) Prevalence of overweight and weight gain in the United States, *American Journal of Clinical Nutrition* 55, 495–502.

Kuntzleman, C. T. (1978) *Rating the Exercise*, New York: Morrow.

Lakka, T. A., Venalainen, J. M., Rauramaa, R., Salonen, R.,

Tuomilehto, J. and Salonen, J. T. (1994) Relations of leisure-time physical activity and cardiorespiratory fitness to the risk of acute myocardial infarction in men. *New England Journal of Medicine* 330, 1549–54.

Lazarus, R. S. and Folkman, S. (1984) *Stress, Appraisal, and Coping*, New York: Springer.

Leiderman, D. B. and Grisso, J. A. (1985) The Gomer phenomenon, *Journal of Health and Social Behavior* 25, 222–32.

Lerner, R. M. and Gellert, E. (1969) Body build identification, preference and aversion in children, *Developmental Psychology* 1, 456–62.

Leventhal, H. and Diefenbach, M. (1991) The active side of illness cognition, in J. A. Skelton and R. T. Croyle (eds), *Mental Representation in Health and Illness*, New York: Springer-Verlag, 247–72.

Ley, P. (1981) Professional non-compliance: a neglected problem, *British Journal of Clinical Psychology* 20, 151–4.

—— (1982) Giving information to patients, in J. R. Eiser (ed.), *Social Psychology and Behavioural Science*, Chichester: Wiley.

—— (1988) *Communicating with Patients*, London: Croom Helm.

—— (1989) Improving patients' understanding, recall, satisfaction and compliance, in S. Rachman (ed.), *Contributions to Medical Psychology*, Oxford: Pergamon Press, 117–49.

McKeown, T. (1979) *The Role of Medicine*, Oxford: Blackwell.

MacWhinney, D. R. (1973) Problem-solving and decision making in primary medical practice. *Proceedings of the Royal Society of Medicine* 65, 934–8.

Marcus, B. H., Radowski, W. and Rossi, J. S. (1992) Assessing motivational readiness and decision-making for exercise, *Health Psychology* 22, 3–16.

Mason, J. W. (1975) A historical view of the stress field. Pt. 2, *Journal of Human Stress* 1, 22–36.

Matarazzo, J. D. (1994) Health and behaviour: the coming-together of science and practice in psychology and medicine after a century of benign neglect, *Journal of Clinical Psychology in Medical Settings* 1, 7–39.

Mechanic, D. (1978) *Medical Sociology*, 2nd edn, New York: Free Press.

Mehta, M. and Wynn-Parry, C. B. (1994) Mechanical back pain

and the facet joint syndrome, *Disability and Rehabilitation: An International Multidisciplinary Journal* 16(1), 2–12.

Meichenbaum, D. and Cameron, R. (1983) Stress inoculation training: toward a general paradigm for training coping skills, in D. Meichenbaum and M. E. Jaremko (eds), *Stress Reduction and Prevention*, New York: Plenum, 115–54.

Melzack, R. (1975) The McGill Pain Questionnaire: major properties and scoring methods, *Pain* 1, 277–99.

—— (1987) The short-form McGill Pain Questionnaire, *Pain* 30, 191–7.

—— (1992) Phantom limbs, *Scientific American*, April, 90–6.

Melzack, R. and Wall, P. D. (1965) Pain mechanisms – a new theory, *Science* 150, 971–9.

—— (1982) *The Challenge of Pain*, New York: Basic Books.

—— (1991) *The Challenge of Pain*, rev. edn, London: Penguin.

Melzack, R., Wall, P. D. and Ty, T. C. (1982) Acute pain in an emergency clinic: latency of onset and descriptor patterns, *Pain* 14, 33–43.

Merskey, H., Albe-Fessard, D. G., Bonica, J. J., Carmen, A., Dubner, R., Kerr, F. W. L., Lindblom, U., Mumford, J. M., Nathan, P. W., Noordenbos, W., Pagni, C. A., Renaer, M. J., Sternbach, R. A. and Sunderland, S. (1979) IASP sub-committee on taxonomy, *Pain* 6(3), 249–52.

Miller, N. E. (1969) Learning of visceral and glandular responses, *Science* 163, 434–45.

Milner, P. (1997) *Health and Deprivation in Rural Areas*, Annual Report of the Director of Public Health, Wiltshire Health Authority.

Morris, J. N., Heady, J. A., Raffle, P. A. B., Roberts, C. G. and Parks, J. W. (1953) Coronary heart-disease and physical activity of work, *Lancet*, ii, 1053–57, 1111–20.

Murray, M. and Macmillan, C. (1993) Health beliefs, locus of control, emotional control and women's cancer screening behaviour, *British Journal of Clinical Psychology* 32, 87–100.

National Cancer Institute (1987) *1986 Annual Cancer Statistics Review* (NIH publication No. 87–2789), Bethesda, MD: National Institutes of Health.

National Center for Health Statistics (1992) *Vital Statistics of the United States (1992)*, Washington, DC: US Government Printing Office.

Nelson, T. S. and Planchock, N. Y. (1989) The effects of transcutaneous electrical nerve stimulation (TENS) on postoperative patients' pain and narcotic use, in S. G. Funk, E. M. Tornquist, M. T. Champagne, L. A. Copp and R. A. Wiese (eds), *Key Aspects of Comfort: Management of Pain, Fatigue, and Nausea*, New York: Springer, 134–45.

Nielson, J. and Arendt-Nielson, L. (1997) Spatial summation of heat induced pain within and between dermatomes, *Somatosensory and Motor Research* 14(2), 119–25.

Norvell, N. and Belles, D. (1993) Psychological and physical benefits of weight training in law enforcement personnel, *Journal of Consulting and Clinical Psychology* 61, 520–7.

Ogden, J. (1996) *Health Psychology: A Textbook*, Buckingham: Open University Press.

Orne, M. T. (1980) Hypnotic control of pain: toward a clarification of the different psychological processes involved, in J. J. Bonica (ed.), *Pain*, New York: Raven, 155–72.

Our Healthier Nation: A Contract for Health, London Stationery Office, 1998.

Paffenbarger, R. S., Jr., Wing, A. L. and Hyde, R. T. (1978) Physical activity as an index of heart attack risk in college alumni, *American Journal of Epidemiology* 108, 1109–14.

Pennebaker, J. W. (1982) *The Psychology of Physical Symptoms*, New York: Springer-Verlag.

Pierce, E. F. and Pate, D. W. (1994) Mood alterations in older adults following acute exercise, *Perceptual and Motor Skills* 79, 191–4.

Pike, K. M. and Rodin, J. (1991) Mothers, daughters, and disordered eating, *Journal of Abnormal Psychology* 100, 1–7.

Pinder, K. L., Ramirez, A. J., Black, M. E., Richards, M. A., Gregory, W. M. and Rubens, R. D. (1993) Psychiatric disorder in patients with advanced breast cancer: prevalence and associated factors, *European Journal of Cancer* 29A, 524–7.

Pipes, T. V. and Wilmore, J. H. (1975) Isokinetic vs. isotonic strength training in adult men, *Medical Science Sports* 7, 262–74.

Pitts, M. and Phillips, K. (eds) (1998) *Health Psychology: An Introduction*, London: Routledge.

Prochaska, J. O. and DiClemente, C. C. (1982) Transtheoretical therapy: toward a more integrative model of change, *Psychotherapy: Theory, Research and Practice* 19, 276–88.

Prochaska, J. O., DiClemente, C. C. and Norcross, J. C. (1992) In search of how people change: applications to addictive behaviours, *American Psychologist* 47, 1102–14.

Prochaska, T. R., Keller, U. L., Leventhal, E. A. and Leventhal, H. (1987) Impact of symptoms and aging attribution on emotions and coping, *Health Psychology* 6, 495–514.

Rakoff, V. (1983) Multiple determinants of family dynamics in anorexia, in P. L. Darby, P. E. Garfinkel, D. M. Garner and D. V. Coscina (eds), *Anorexia Nervosa: Recent Developments in Research*, New York: Liss, 29–40.

Reynolds, P. M., Sanson-Fisher, R. W., Poole, A. D., Harker, J. and Byrne, M. J. (1981) Cancer and communication: information-givinig in an oncology clinic, *British Medical Journal* 282: 1449–51.

Rosenstock, I. M. (1966) Why people use health services, *Millbank Memorial Fund Quarterly* 44, 94–124.

Ross, C. E. and Hayes, D. (1988) Exercise and psychologic well-being in the community, *American Journal of Epidemiology* 127, 762–71.

Roth, H. P. (1979) Problems in conducting a study of the effects of patient compliance of teaching the rationale for antacid therapy, in S. J. Cohen (ed.), *New Directions in Patient Compliance*, Lexington, MA: Lexington Books, 111–26.

Roth, D. L. and Holmes, D. S. (1985) Influence of physical fitness in deterring the impact of stressful life events on physical and psychologic health, *Psychosomatic Medicine* 47, 164–73.

Royal College of General Practitioners (1972) *The Future General Practitioner*, RCGP.

Ruuskanen, J. M. and Parkatti, T. (1994) Physical activity and related factors among nursing home residents, *Journal of the American Geriatrics Society* 42, 987–91.

Sarafino, (1994) *Health Psychology: Biopsychosocial Interactions*, Chichester: Wiley.

Seligman, M. E. P. (1975) *Helplessness: On Depression, Development and Death*, San Francisco: Freeman.

Selye, H. (1956) *The Stress of Life*, New York: McGraw-Hill.

—— (1982) History and present status of the stress concept, in L. Goldberger and S. Breznitz (eds), *Handbook of Stress: Theoretical and Clinical Aspects*, New York: Free Press, 7–17.

Shaffer, J. W., Graves, P. L., Swank, R. T. and Pearson, T. A. (1987) Clustering of personality traits in youth and the subsequent development of cancer among physicians, *Journal of Behavioral Medicine* 10, 441–7.

Shekelle, R. B., Rossof, A. H. and Stamler, J. (1991) Dietary cholesterol and incidence of lung cancer: the Western Electric study, *American Journal of Epidemiology* 134, 480–4.

Siegel, P. Z., Brackbill, R. M. and Heath, G. W. (1995) The epidemiology of walking for exercise: implications for promoting activity among sedentary groups, *American Journal of Public Health* 85, 706–10.

Silber, J. (1999) *The Physiology of Behaviour*, London: Routledge.

Simone, C. B. (1983) *Cancer and Nutrition*, New York: McGraw-Hill.

Simonton, O. C. and Simonton, S. S. (1975) Belief systems and the management of emotional aspects of malignancy, *Journal of Transpersonal Psychology* 7, 29–47.

Sinyor, D., Golden, M., Steinert, Y. and Seraganian, P. (1986) Experimental manipulation of aerobic fitness and the response to psychosocial stress: heart rate and self-report measures, *Psychosomatic Medicine* 48, 324–37.

Skevington, S. M. (1995) *The Psychology of Pain*, Chichester: Wiley.

Smith, A. and Jacobson, B. (1989) *The Nation's Health*, London: The King's Fund.

Sodroski, J. G., Rosen, C. A. and Haseltine, W. A. (1984) Trans-acting transcription of the long terminal repeat of human T lymphocyte viruses in infected cells, *Science* 225, 381–5.

Solomon, G. F. and Temoshok, L. (1987) A psychoneuroimmunologic perspective on AIDS research: questions, preliminary findings, and suggestions, *Journal of Applied Social Psychology* 17, 286–308.

Solomon, G. F., Temoshok, L., O'Leary, A. and Zich, J. A. (1987) An intensive psychoimmunologic study of long-surviving persons with AIDS: pilot work, background studies, hypotheses, and methods, *Annals of the New York Academy of Sciences* 46, 647–55.

Sonstroem, R. J. (1984) Exercise and self-esteem, *Exercise and Sport Sciences Reviews* 12, 123–55.

Stainton-Rogers, W. (1991) *Explaining Health and Illness: An*

Exploration of Diversity, Hemel Hempstead: Harvester Wheatsheaf.

Stroebe, W. and Stroebe, M. (1995) *Social Psychology and Health*, Buckingham: Open University Press.

Stunkard, A. J. (1984) The current status of treatment for obesity in adults, in A. J. Stunkard and E. Stellar (eds), *Eating and its Disorders*, New York: Raven Press.

Suchman, E. A. (1965) Social patterns of illness and medical care, *Journal of Health and Human Behavior* 6, 2–16.

Syrjala, K. L. and Chapman, C. R. (1984) Measurement of clinical pain: a review and integration of research findings, in C. Benedetti, C. R. Chapman and G. Mooricca (eds), *Advances in Pain Research and Therapy*, Vol. 7. *Recent Advances in the Management of Pain*, New York: Raven.

Szabo, S., Orley, J. and Saxena, S. (1997) An approach to response scale development for cross-cultural questionnaires. *European Psychologist* 2(3) September, 270–6.

Taylor, S. E. (1983) Adjustment to threatening events: a theory of cognitive adaptation, *American Psychologist* 38, 1161–73.

—— (1995) *Health Psychology*, 3rd edn, New York: McGraw-Hill.

Thompson, S. C. and Pitts, J. S. (1992) In sickness and in health: chronic illness, marriage and spousal caregiving, in S. Spacapan and S. Oskamp (eds), *Helping and Being Helped: Naturalistic Studies*, Newbury Park, CA: Sage, 115.

Toniolo, P., Riboli, E., Protta, F., Charrel, M. and Coppa, A. P. (1989) Calorie-providing nutrients and risk of breast cancer, *Journal of the National Cancer Institute* 81, 278–86.

Turk, D. C., Meichenbaum, D. and Genest, M. (1983) *Pain and Behavioral Medicine: A Cognitive Behavioral Perspective*, New York: Guilford Press.

Turner, J. A. and Chapman, C. R. (1982a) Psychological interventions for chronic pain: a critical review. I: Relaxation training and biofeedback, *Pain* 12, 1–21.

—— (1982b) Psychological interventions for chronic pain: a critical review. II: Operant conditioning, hypnosis, and cognitive-behavior therapy, *Pain* 12, 23–46.

Van der Does, A. J. and Van Dyck, R. (1989) Does hypnosis contribute to the care of burn patients? Review of evidence, *General Hospital Psychiatry* 11, 119–24.

van der Ploeg, J. M., Vervest, H. A. M., Liem, A. L. and Schagen van Leeuwen, J. H. (1996) Transcutaneous nerve stimulation (TENS) during the first stage of labour: a randomized clinical trial, *Pain* 68, 75–8.

Verbrugge, L. M. (1989) The twain meet: empirical explanation of sex differences in health and mortality, *Journal of Health and Social Behavior* 24, 16–30.

Verrault, R., Brisson, J., Deschenes, L., Naud, F., Meyer, F. and Balanger, L. (1988) Dietary fat in relation to prognostic indicators of breast cancer, *Journal of the National Cancer Institute* 80, 819–25.

Wadden, T. A. and Brownell, K. D. (1984) The development and modification of dietary practices in individuals, groups and large populations, in J. D. Matarazzo and S. M. Weiss (eds), *Behavioural Health: A Handbook of Health Enhancement and Disease Prevention*, New York: Wiley.

Weinman, J. (1987) Diagnosis as problem-solving, in *An Outline of Psychology as Applied to Medicine*, 2nd edn, London: Wright.

Weinstein, N. (1984) Why it won't happen to me: perceptions of risk factors and susceptibility, *Health Psychology* 3, 431–57.

WHO (World Health Organization) (1946) *Constitution*, New York: WHO.

—— (1993) *Doctor–Patient Interaction and Communication*, Geneva: WHO.

WHOQUOL Group (World Health Organization Quality of Life Group) (1993) Study protocol for the World Health Organization project to develop a quality of life assessment instrument (WHOQUOL), *Quality of Life Research* 2, 153–9.

Wolf, S. L., Nacht, M. and Kelly, J. L. (1982) EMG feedback training during dynamic movement for low back pain patients, *Behavior Therapy* 13, 395–406.

索 引

國家圖書館出版品預行編目資料

健康心理學／Anthony J.Curtis作；游恒山譯.
--初版.—臺北市：五南，2002［民91］
面；　公分
參考書目：面
含索引
譯自：Health psychology
ISBN 978-957-11-2803-0（平裝）
1.心身醫學　　2.心理衛生
415　　91004548

1BN7

健康心理學
Health psychology

作　　者 — Anthony J.Curtis
譯　　者 — 游恒山
發 行 人 — 楊榮川
總 經 理 — 楊士清
總 編 輯 — 楊秀麗
副總編輯 — 王俐文
責任編輯 — 金明芬
出 版 者 — 五南圖書出版股份有限公司
地　　址：106台北市大安區和平東路二段339號4樓
電　　話：(02)2705-5066　傳　　真：(02)2706-6100
網　　址：http://www.wunan.com.tw
電子郵件：wunan@wunan.com.tw
劃撥帳號：01068953
戶　　名：五南圖書出版股份有限公司
法律顧問　林勝安律師事務所　林勝安律師
出版日期　2002年4月初版一刷
　　　　　2019年7月初版十二刷
定　　價　新臺幣300元